Farakath Khan
Tatu Joy
Shashi Kiran

Manifestação oral do VIH/SIDA

Farakath Khan
Tatu Joy
Shashi Kiran

Manifestação oral do VIH/SIDA

ScienciaScripts

Imprint
Any brand names and product names mentioned in this book are subject to trademark, brand or patent protection and are trademarks or registered trademarks of their respective holders. The use of brand names, product names, common names, trade names, product descriptions etc. even without a particular marking in this work is in no way to be construed to mean that such names may be regarded as unrestricted in respect of trademark and brand protection legislation and could thus be used by anyone.

Cover image: www.ingimage.com

This book is a translation from the original published under ISBN 978-613-9-86208-5.

Publisher:
Sciencia Scripts
is a trademark of
Dodo Books Indian Ocean Ltd. and OmniScriptum S.R.L publishing group

120 High Road, East Finchley, London, N2 9ED, United Kingdom
Str. Armeneasca 28/1, office 1, Chisinau MD-2012, Republic of Moldova, Europe
Printed at: see last page
ISBN: 978-620-5-68480-1

ÍNDICE:

CAPÍTULO 1
INTRODUÇÃO

Desde a época do Homem, também surgiram doenças. Mas com o esforço dedicado e dedicado dos profissionais médicos, as doenças foram identificadas e refreadas, excepto algumas que não puderam ser controladas. Nos últimos anos, uma doença com etiologia conhecida e sem uma concepção definida do tratamento é encontrada entre a população mundial - VIH/SIDA.

O VIH/SIDA é uma doença pandémica que se estende por continentes e que grassa em todo o mundo. Esta doença fatal afecta a população de todo o mundo, independentemente do elenco, credo, comunidade e país. É causada pelo vírus da imunodeficiência humana (VIH). A literatura revela que este vírus teve provavelmente origem em macacos verdes africanos, como o Simian Immuno deficiency virus (SIV). É possível que, SIV entrou no corpo humano, adaptando-se ao Homo Sapiens como Vírus da Imunodeficiência Humana.

Nas fases iniciais da infecção pelo VIH, o doente é altamente infeccioso mas clinicamente aparentemente normal e pode levar uma vida normal sem problemas. Nas fases posteriores, observa-se uma diminuição de um tipo celular específico, linfócitos T4, o VIH afecta as células T4 e a diminuição das células T4 (deficiência imunitária) leva ao aparecimento das doenças que constituem a síndrome clínica. A diminuição das células T4 foi considerada a "marca distintiva" da infecção por VIH e SIDA. Devido à imunossupressão grave, o paciente sofrerá de infecções oportunistas e manifestações como diarreia, febre contínua, perda progressiva de peso. O diagnóstico do VIH/SIDA é estabelecido principalmente através de testes serológicos, mas muitos indivíduos infectados com o VIH levam uma vida normal sem terem consciência de que são afectados por esta doença mortal. Durante a consulta médica de rotina, os sinais e sintomas sistémicos podem mascarar-se como outras doenças que mascaram o VIH/SIDA. Vários pacientes são esquecidos nas fases iniciais da doença VIH/SIDA, para serem diagnosticados apenas com a apresentação de uma SIDA totalmente infectada, uma detecção mais precoce poderia ter ajudado a adiar a progressão e uma melhor gestão.

O VIH/SIDA e a sua manifestação oral tiveram vários investigadores eminentes na fraternidade dentária a trabalhar na identificação das suas características orofaciais. Silverman e Pindborg fizeram investigação sobre pacientes com VIH/SIDA e estabeleceram as lesões da boca, que designaram como a manifestação oral da SIDA, porque estas lesões eram características, patogénicas e conformes apenas a pacientes com VIH/SIDA. Este aspecto do VIH/SIDA ajudou a profissão dentária, nomeando mais uma lesão na cavidade oral devido a doença sistémica, cumprindo a verdade das palavras imortais de Sir William Osler "A boca é o espelho do corpo que reflecte as doenças sistémicas".

CAPÍTULO 2
REVISÃO DE LITERATURA
HISTÓRIA DA DOENÇA

O VIH/SIDA é uma doença pandémica. A Síndrome de Imunodeficiência Adquirida é a fase terminal da infecção pelo VIH foi primeiramente descrita como uma síndrome, um conjunto de características clínicas que resultaram do enfraquecimento do sistema imunitário. Em meados de 1981 Friedman Kien, de Nova Iorque, relatou um neoplasma raro, o Sarcoma de Kaposi num grupo de jovens homossexuais. No mesmo período, Gottlieb de Los Angeles relatou uma pneumonia rara por pneumocystis carinii num grupo de jovens homossexuais, nomearam-na como Síndrome de Imunodeficiência Relacionada com Gays. No final de 1981 vários casos de pneumonia por pneumocystis carinii foram relatados em toxicodependentes intravenosos não homossexuais, o que resultou numa mudança de nome de Síndrome de Imunodeficiência Relacionada com Gays para Síndrome de Imunodeficiência Adquirida [1].

A DESCOBERTA DO VÍRUS DO HIV

O VIH/SIDA foi isolado pela primeira vez em Junho de 1983 por Barre Sinoussi e Luc Montaigner do Instituto Pasteur em Paris, a partir de um nódulo linfático de um homossexual com linfadenopatia persistente. Deram-lhe o nome de Vírus Associado à Linfadenopatia (LAV) [2].

Foi em 1984, Gallo do Instituto Nacional de Saúde em Bethesda, Maryland, que relatou o isolamento de um novo retrovírus e chamou-lhe Vírus Linfotrofio tipo III (HTLV III) de célula T humana.

Em 1987, um comité internacional de nomenclatura decidiu que o novo vírus deveria ser denominado Vírus da Imunodeficiência Humana (VIH)[3] .

Em 1987, Clavel e colegas isolaram um segundo retrovírus de doentes com SIDA na África Ocidental, a que chamaram VIH-2, está relacionado com, mas geneticamente distinto do VIH-1. O VIH-2 está mais estreitamente relacionado com o Vírus da Imunodeficiência Símia (SIV)[4, 5].

EPIDEMIOLOGIA DA SIDA

Jens J.Pindborg no ano de 1993 tinha declarado que a epidemia do VIH se estava a propagar globalmente a uma velocidade alarmante na maioria dos países. Os casos de SIDA relatados pela OMS dos seus países membros desde Janeiro de 1992 afirmam que a incidência da SIDA é mais elevada na América, seguida da África e da Europa. A subnotificação de casos em alguns países ocorreu devido à falta de instalações para fazer o diagnóstico da infecção pelo VIH ou infecções oportunistas que estão associadas à SIDA [6].

Charles F.Gilks, no ano de 1993, declarou que o mundo em desenvolvimento está agora a sofrer as consequências da epidemia do Vírus da Imunodeficiência Humana (VIH) e continuará a fazê-lo num futuro previsível[7] .

Estudos realizados por T. Jacob John, et al no ano de 1993 descobriram que a epidemia de SIDA no

Sul da Índia (Vellore) está na sua fase inicial ascêndente com tempo de duplicação de aproximadamente um ano[8] .

O VIH propaga-se por contacto sexual, exposição a sangue ou produtos sanguíneos infectados e transmissão perinatal da mãe para o filho. Warner C. Greene no ano 1991 tinha declarado que embora a incidência da SIDA na população homossexual tenha recebido atenção pública em todo o mundo, 60% dos casos de infecção pelo VIH foram adquiridos heterossexualmente[9] .

T. Jacob Jhon et al nos seus estudos tinham declarado que no sul da Índia, a maioria dos homens com

A SIDA foi infectada pelo contacto heterossexual com prostitutas. A proporção homem/mulher é de 5:1 [8].

Jens J. Pindborg no ano de 1995 declarou que o número acumulado de casos de SIDA nos cinco continentes comunicados à Organização Mundial de Saúde em 30 de Junho de 1995, a América tinha 5,80,129 casos, a África tinha 4,18,051, a Europa 1,41,275 casos, a Ásia tinha 23,912 casos e a Oceânia tinha 6,444. A América tinha o maior número de casos de SIDA notificados, seguida da África. Contudo, nos últimos anos, observou-se um aumento dramático no Sudeste Asiático, especialmente na Tailândia e na Índia[10] .

Os Centros de Controlo e Prevenção de Doenças em 2012 estimam que 1,1 milhões de pessoas nos Estados Unidos vivem com o VIH - e quase uma em cada seis não sabe que está infectada[1] .

MANIFESTAÇÃO ORAL EM DOENTES COM VIH/SIDA

De acordo com Lakshman Samaranayake no ano de 1992, a micose oral no Vírus da Imunodeficiência Humana (VIH) tem vindo a tornar-se cada vez mais comum. Destas, a candidíase oral é de longe a mais prevalecente. Menos de 10 casos de Criptococose, histoplasmose e geotricose foram relatados. A candidíase oral é um dos primeiros sinais premonitórios de infecção por VIH e está presente como eritematosa, pseudomembranosa, hiperplástica ou como variantes papilares ou como quelite angular[12] .

A candidíase oral pode desenvolver-se em um terço a metade dos doentes seropositivos. Um número quase igual de casos manifesta-se ou em forma eritematosa ou como pseudomembranosa.

Catherine Hester et al no ano de 1993 tinham declarado que a candidíase oral se torna clinicamente aparente em fases pródromas da SIDA com mais de 75% dos doentes a apresentarem candidíase durante o curso da doença. GAD .A. HEINIC no ano de 1993, declararam que as lesões orais se desenvolvem em 80 a 95% dos doentes com SIDA[13] .

Segundo a Eversole, muitos vírus causam infecção oportunista em doentes seropositivos. Os que causam lesões orais incluem Herpes Simplex, varicella zoster, vírus Epstien- Barr, vírus Cytomegalo e vírus Papilloma. As lesões herpéticas orais, labiais e cutâneas são encontradas em 10% da população seropositiva do VIH. As lesões labiais herpéticas progridem rapidamente e manifestam-se em úlceras chorosas difusas que se estendem à pele facial e persistem durante muitas semanas. É de notar que o centro para a definição de casos de controlo da doença da SIDA inclui doentes seropositivos e que abrigam lesões herpéticas orofaciais herpéticas que persistem há mais de um mês. Herpes Zoster é uma descoberta comum entre os doentes seropositivos, a incidência de Herpes Zoster é sete vezes maior entre os indivíduos infectados pelo VIH. [14]

A leucoplasia cabeluda oral foi descrita pela primeira vez em homens homossexuais por Greenspan e colegas no ano de 1984. Robert J.Kansans no ano de 1988 tinha declarado a causa e patogénese da leucoplasia pilosa oral não são conhecidas, o VIH não foi recuperado do tecido retirado da leucoplasia pilosa oral[15] .

O papel do vírus Epstein Barr na etiologia e patogénese é especulativo. De acordo com Deborah Greenspan, a presença de leucoplasia pilosa oral em pessoas seropositivas normalmente, mas nem sempre indica uma progressão bastante rápida para a síndrome de imunodeficiência adquirida, na ausência de terapia anti-retroviral. O vírus Epstein barr está associado e presumivelmente causa leucoplasia peluda, e a lesão oferece conhecimentos sobre a biologia deste ADN ubíquo - vírus oncogénico [16].

Greenspan et al no ano de 1988, afirmaram que o vírus do papiloma humano está associado a certas lesões de tecidos moles como papilomas, verrugas, condilomas e hiperplasia epitelial focal. A infecção pelo VIH parece predispor os indivíduos à infecção oral com HPV do tipo [17].

Gad .S.Heinic relatou a ocorrência simultânea do vírus do herpes simples oral e da infecção pelo vírus do citomegalo aparecendo como uma lesão ulcerosa da mucosa labial num doente com Síndrome de Imunodeficiência Adquirida. Do mesmo modo, Anne Cale Jones relatou a ocorrência simultânea do vírus do herpes simples oral, citomegalovírus e histoplasmose num doente infectado com VIH [18] .

Lozada, no ano de 1992, tinha declarado que a leucoplasia peluda era descrita como marcador oral do vírus da imunodeficiência humana. Outros estudos sobre a leucoplasia cabeluda são revistos em[19] .

Em 1995 Zakrzewska Jm, Aly Z relatou a presença de leucoplasia cabeluda oral num doente asmático seropositivo com esteróides sistémicos. Em 1996 Johan Blomgren relatou a presença de leucoplasia cabeluda oral num doente seropositivo com mieloma múltiplo [20] .

O eritema gengival linear foi inicialmente descrito por Winker et al como uma faixa eritematosa linear nas margens da gengiva. A lesão pode sangrar espontaneamente e ocasionalmente associada à dor, e não responde a uma terapia conservadora e convencional periodontal[2 1].

Joel B. Epstein, no ano de 1992, tinha descrito a malignidade de cabeça e pescoço associada à infecção pelo VIH. Os cancros mais comuns são o sarcoma de kaposis e o linfoma não Hodgkin. Foi também relatado que o carcinoma espinocelular intra-oral está associado à doença do VIH[22] .

Francina Lozada -Nur, Sarah De Sanez em 1996, relatou um linfoma não-Hodgkin em sete pacientes com SIDA. Os linfomas orais relacionados com o VIH apresentam um curso agressivo e podem imitar outras lesões ulcerativas orais, o que torna o reconhecimento e diagnóstico precoce importante e difícil[23] .

Ying-Tai Jin, Senjtien-Tsai relatou a presença de sequências de ADN estreitamente relacionadas com o vírus do herpes como sequências no sarcoma de Kaposi associado à SIDA os resultados deste estudo apoiam que o sarcoma de Kaposi oral parece estar associado a este vírus do herpes como sequências de ADN [24]

Lauire A. Macphaii, no ano de 1992, tinha declarado que as úlceras apthous recorrentes em doentes com infecção pelo VIH podem causar uma morbilidade significativa, o que torna imperativo um diagnóstico e tratamento bem sucedidos. O paradigma de diagnóstico de úlceras apthous recorrentes em doentes sero negativos para o VIH, que se baseia na aparência clínica, localização, ausência de outras úlceras causadoras de agentes patogénicos ou processo patogénico e resposta à terapia, pode ser aplicado com sucesso a doentes infectados com VIH. Contudo, é necessário estar atento às úlceras de causa pouco comum, bem como às úlceras com causas comuns que têm um aspecto clínico atípico que pode imitar as úlceras apthous recorrentes[25].

ESTUDOS SOBRE A MANIFESTAÇÃO ORAL DO VIH/SIDA

Num estudo realizado por Peter A.Reichart et al no ano de 1987, foram observados 110 pacientes com infecção pelo VIH. Candidíase oral, leucoplasia peluda e infecções periodontais gengivais foram consideradas como os indicadores de todo o curso e prognóstico da doença. A incidência de lesões orais devidas à candidíase foi menor em doentes sero positivos neste estudo. Deve considerar-se que em vários pacientes a terapia antimicótica, seja local ou sistémica, pode ter sido administrada antes do diagnóstico oral, eliminando temporariamente a candidíase oral. Embora a candidíase resistente ao Ketaconazol seja frequente em doentes infectados com VIH. O sarcoma de Kaposi, a gengivite necrotizante e a leucoplasia cabeluda foram relatados [2].

No estudo realizado por Elise Bolski et al no ano de 1988 sobre a prevalência de lesões orais associadas à SIDA numa coorte de doentes com hemofilia, verificou-se que a linfadenopatia cervical estava presente em mais de metade dos doentes seropositivos mas ausente naqueles que eram seronegativos. As lesões orais associadas ao VIH estavam presentes apenas em doentes sobre os quais tinha sido feito o diagnóstico de SIDA. As lesões orais entre doentes hemofílicos seropositivos podem ser menos prevalentes do que entre os homossexuais infectados com o VIH ou os toxicodependentes[26].

No estudo realizado por Stephen R. Porter et al no ano de 1989, candidíase oral, doença periodontal e linfadenopatia cervical foram as doenças mais frequentemente relatadas [27].

No estudo conduzido por Stevan H.Thompson no ano de 1992 sobre a correlação da doença oral com o esquema de estadiamento WALTER REED para doentes seropositivos com VIH 1, verificou-se que a linfadenopatia crónica da cabeça e pescoço é a descoberta mais comum que ocorreu precocemente na progressão da doença e não se correlacionou com o esgotamento das células T de ajudante. Leucoplasia cabeluda e candidíase oral correlacionadas com a depleção das células T de amparador [28].

Laskaris G et al no ano de 1992, concluiu um estudo sobre sinais e sintomas orais em 160 doentes gregos infectados pelo VIH. Os resultados mostram que os sinais orais de infecções pelo VIH são comuns e alguns são a manifestação precoce da infecção pelo VIH[29].

Michael Glick, no ano de 1992, tinha declarado que a candidíase pseudomembranosa e a leucoplasia pilosa oral estão associadas a uma progressão mais rápida em comparação com a candidíase eritematosa que tem uma progressão mais lenta para a SIDA [30].

Um estudo foi conduzido por Velia Ramirez-Amador et al no ano de 1993, os resultados orais em doentes mexicanos com SIDA com cancro foram revistos. As malignidades observadas foram o sarcoma de Kaposi e o linfoma não-Hodgkins. Foram também encontradas candidias pseudomembranosas, leucoplasia cabeluda, quelite esfoliante[31] .

Peter H. Itin et al, no ano de 1993, declararam que aproximadamente 10% da população infectada pelo VIH terá manifestações orais como o primeiro sinal da doença. Nos homens infectados pelo VIH, a leucoplasia e a candidíase orais são marcadores úteis para a progressão da doença. Cada vez mais provas mostram que a candidíase eritematosa é a variedade mais comum em doentes infectados com o VIH. Parece que a candidíase eritematosa precede a candidíase do tipo pseudomembranoso. A quelite angular e a candidíase hiperplástica podem prever o desenvolvimento de infecções oportunistas graves[32] .

David H. Felix, Wray D no ano de 1993 relatou a prevalência da candidíase oral em indivíduos infectados pelo HIV e dentistas em Edimburgo como 52% e 6% respectivamente, sendo a candidíase eritematosa a forma mais comum em ambos os grupos[33] .

De acordo com Gad S et al no ano de 1993, as formas pseudomembranosas e eritematosas de candidíase são indicadores prognósticos do desenvolvimento da SIDA. As pessoas em que estas formas de candidíase orofaríngea se desenvolveram tiveram uma rápida taxa de progressão para a SIDA (mediana de 25 meses) e morte (mediana de 43-48 meses). [34]

O estudo realizado por Lamster et al em 1994, sobre a manifestação oral em homens homossexuais e toxicodependentes intravenosos, constatou que, entre outros parâmetros, é evidente que o estilo de vida, o acesso à saúde e o estado da cavidade oral antes da infecção influenciam o desenvolvimento de lesões orais na infecção pelo VIH[35] .

Neilson et al no ano de 1994 tinham concluído no seu estudo que, nos doentes infectados com VIH, a candidíase oral de qualquer subtipo (candidíase eritematosa ou candidíase pseudomembranosa) é significativamente mais imunossuprimida e mostra um desenvolvimento mais rápido da SIDA em doentes infectados com VIH do que o normal[36] .

Amit Chattopadhyay et al no ano 2005 fizeram um estudo sobre a Incidência da candidíase oral e leucoplasia cabeluda oral em adultos infectados com VIH na Carolina do Norte. Concluíram que a baixa contagem de CD4 e o tabagismo são factores de risco importantes para o VIH - OC e OHL associados. Os medicamentos anti-retrovirais são protectores para o CO mas não para a OHL[37]

Sharma Gaurav, Pai M. Keerthilatha e Nagpal Archna em 2005 fizeram um estudo sobre a prevalência de manifestações orais e a sua associação com a relação CD4/CD8 e a carga viral do HIV no Sul da Índia, no seu estudo a lesão oromucosal mais comum foi a candidíase eritematosa (EC) (38,8%) seguida de hiperpigmentação melanótica[38] .

Um estudo realizado em 2009 por Emeka Innocent Nweze, Ulu Lawrence Ogbonnaya entre 200 indivíduos infectados com VIH e 100 indivíduos saudáveis na Nigéria, C albicans foi a espécie dominante em ambos os grupos com 54 (45%) isolados de indivíduos infectados com VIH. As espécies Candida não albicans representaram 55% com C tropicalis 22 (18,3%) a mostrar a maior frequência[39] .

No ano 2010, Poorandokht Davoodi, Mina Hamian, Reza Nourbaksh, Fatemeh Ahmadi Motamayel fez um estudo sobre Manifestações orais relacionadas com a contagem de linfócitos CD4 em doentes seropositivos de acordo com este estudo, as lesões orais mais comuns foram a cárie galopante (54%), a doença periodontal (44%), e a hiperpigmentação (42%). Os aumentos das glândulas salivares e a leucoplasia foram associados a imunossupressão mais grave[40] .

Em 2011, Ashish S. Bodhade, Sindhu M. Ganvir And Vinay K. Hazarey fizeram um estudo em 399 doentes seropositivos sobre as manifestações orais da infecção pelo VIH e a sua correlação com a contagem de CD4. De acordo com o seu estudo, verificou-se que a prevalência de lesões orais era de 76,70%. A candidíase oral (39,3%) foi a lesão oral mais comum associada à infecção pelo VIH. Entre as várias formas de candidíase oral, a candidíase eritematosa (39,3%) ultrapassou as outras formas. A contagem média de CD4 de doentes com lesões orais (207 células/mm^3) foi inferior à dos doentes sem lesões orais (291 células/mm3). Verificou-se que a candidíase oral estava significativamente correlacionada com uma contagem reduzida de células CD4 abaixo de 200 células/mm^3 . De acordo com este estudo, as manifestações orais podem ser utilizadas como alternativa à contagem de CD4 em cenários de campo para diagnosticar o estado imunitário comprometido de indivíduos infectados com VIH[41] .

Karuna Jindwani, Keshav Singh, Himanshu Dadlani em 2012 fez um estudo sobre lesões orais entre os seropositivos num hospital de cuidados terciários, de acordo com o seu estudo, a candidíase oral ultrapassou todas as outras manifestações com uma Prevalência de 41,05%[42] .

No ano de 2012 Mithra N. Hegde, Nidarsh D. Hegde, Amit Malhotra estudou a prevalência de lesões orais na população adulta infectada pelo VIH de Mangalore, Índia. De acordo com o seu estudo, a prevalência de lesões orais entre os doentes com HIV investigados foi de 71%, sendo a periodontite - 52% e a candidíase eritematosa - 48% as lesões orais mais prevalentes; além disso, verificou-se que a periodontite e a leucoplasia pilosa oral estavam significativamente associadas à imunossupressão da doença[4] 3.

Um estudo foi feito em 2013 por Kosandal Kiran e Sujan Shetty sobre as manifestações orais e periodontais entre a população seropositiva no sul da Índia. As lesões orais detectadas mais frequentemente incluíam candidíase oral, hiperpigmentação, eritema gengival linear e gengivite ulcerosa necrosante [44]

CAPÍTULO 3

ESTRUTURA DO HIV

O diâmetro do vírus HIV é de 100 nm, Existem dois tipos de vírus: O VIH-1 é o mais prevalente; o VIH-2 é uma variante que teve origem na África Ocidental e se propagou à África Central, Europa e América do Sul. O tipo 1 é classificado em dois grandes grupos: M, contendo 10 subtipos geneticamente distintos (A-J), e O, contendo uma colecção heterogénea de vírus. O tipo 2 HIV, excepto pelo seu perfil antigénico e de ácido nucleico, tem propriedades biológicas semelhantes ao HIV-1. A estrutura do vírus HIV consiste num envelope contendo proteínas de "revestimento" específicas do vírus (por exemplo, glicoproteínas gp41 e gp120), que podem actuar como antigénios. Glycoprotein gp120 tem uma configuração 'rugger-ball' e desempenha um papel importante nos eventos iniciais que levam à infecção. Estas proteínas do revestimento sofrem alterações estruturais quase contínuas, que dificultam o desenvolvimento de vacinas eficazes, três proteínas principais, das quais a p24 é especialmente antigénica: anticorpos a esta formam a base da maioria dos testes serológicos (o teste VIH), um genoma de RNA composto por duas moléculas idênticas de RNA de cadeia única, duas moléculas de uma enzima, transcriptase reversa (uma DNA polimerase dependente do RNA), essencial para transcrever o código do RNA do vírus a um código de ADN durante a multiplicação viral (para que se possa integrar no ADN da célula hospedeira)[4] [5].

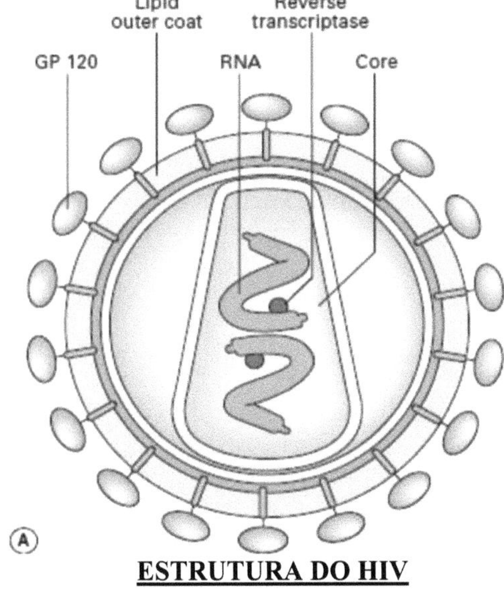

ESTRUTURA DO HIV

CAPÍTULO 4
ETIOPATOGÉNESE

O vírus da imunodeficiência humana é um vírus RNA de cadeia dupla pertencente ao subgrupo dos lentivírus da família Retroviridae. O RNA viral é rodeado por um núcleo que também contém transcriptase reversa, uma enzima necessária para transcrever o RNA viral em ADN viral. O núcleo é rodeado por uma membrana lipídica com uma proteína transmembrana, gp41, e uma proteína de envelope exterior, gp120. Este complexo gp41-gp120 está intimamente envolvido na ligação do vírus a uma célula alvo. Esta fusão das membranas virais e celulares permite que o RNA viral seja transferido do núcleo viral para o citoplasma da célula hospedeira.

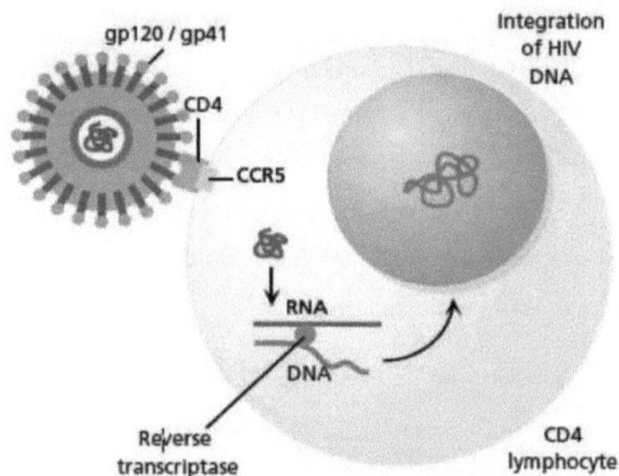

O VIH usa gp120 para aderir ao receptor CD4 e o gp41 para aderir ao receptor CCR5 da quimiocina, uma vez dentro do linfócito CD4, o RNA viral é libertado, lineariza, e é transcrito de forma inversa para o ADN. O ADN proviral é então integrado no genoma hospedeiro.

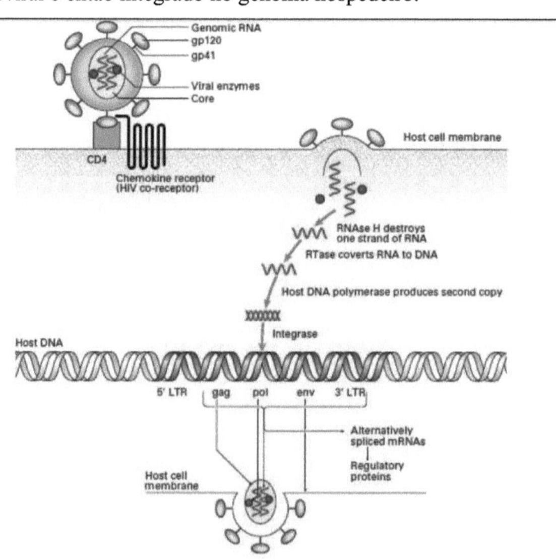

O VIH é um vírus RNA cuja marca registrada é a transcrição inversa do seu RNA genómico para o ADN pela enzima transcriptase inversa. O ciclo de replicação do VIH começa com a ligação de alta afinidade da proteína gp120 através de uma porção da sua região V1 perto do terminal N ao seu receptor na superfície da célula hospedeira, a molécula CD4. A molécula CD4 é uma proteína de 55 kDa encontrada predominantemente num subconjunto de linfócitos T que são responsáveis pela função auxiliar ou indutora no sistema imunitário. É também expressa na superfície de monócitos/macrófagos e células dendríticas/langerhans. Para que o VIH 1 se funda e entre na sua célula alvo, deve também ligar-se a um de um grupo de co-receptores. Os dois principais receptores de co para o VIH 1 são CCR5 e CXCR4. Ambos os receptores pertencem à família de sete receptores celulares do domínio transmembrana G, e a utilização de um ou outro ou ambos os receptores pelo vírus para entrada na célula é um determinante importante do tropismo celular do vírus. Após a ligação, a conformação do envelope viral muda drasticamente, e a fusão com a membrana da célula hospedeira ocorre de forma enroscada na mola através da molécula gp41 recentemente exposta, o RNA genómico do HIV é não revestido e internalizado na célula alvo. A enzima de transcriptase inversa, que está contida no virião infectante, catalisa então a transcrição inversa do RNA genómico em ADN duplo encalhado. O ADN transloca para o núcleo, onde é integrado aleatoriamente nos cromossomas da célula hospedeira através da acção de outra enzima viralmente codificada, a integrase. Este provírus pode permanecer transcritivamente inactivo, ou pode manifestar níveis variáveis de expressão genética, até à produção activa de vírus.

Após a ligação inicial e internalização dos viriões na célula alvo, os intermediários de ADN transcritos incompletamente invertidos são responsáveis nas células quiescentes e não se integrarão eficientemente no genoma da célula hospedeira, a menos que a activação celular ocorra pouco tempo após a infecção. Além disso, é necessário algum grau de activação da célula hospedeira para o início da transcrição do ADN pró-viral integrado quer no RNA genómico quer no mRNA. A este respeito, a activação da expressão do VIH a partir do estado latente depende da interacção de uma série de factores celulares e virais. Após a transcrição, o mRNA do VIH é traduzido em proteínas que sofrem modificações através da glicosilação, miristilação, fosforilação e clivagem. A partícula viral é formada pela montagem de proteínas HIV, enzimas, e RNA genómico na membrana plasmática das células. O abrolhamento da progénie virion ocorre através da membrana da célula hospedeira, onde o núcleo adquire o seu envelope externo. A protease codificada viralmente catalisa então a clivagem do precursor gag- pol para produzir o virião maduro. Cada ponto do ciclo de vida do VIH é um alvo real ou potencial para a intervenção terapêutica. Até agora, a transcriptase inversa e as enzimas protease têm provado ser susceptíveis à perturbação farmacológica[46].

A infecção inicial pelo VIH pode ser acompanhada por sinais e sintomas virais não específicos, incluindo dor de garganta, febre alta, linfadenopatia, fotofobia, erupções cutâneas maculares e ulcerações orais. Esta síndrome de seroconversão aguda aparece 10 a 14 dias após a infecção inicial e dura aproximadamente 5 a 7 dias. Durante este tempo, o vírus é disseminado para vários locais anatómicos; isto inclui a sementeira do vírus em tecidos linfóides, onde pode permanecer latente durante períodos variáveis e também escapar à detecção. O corpo monta uma resposta imunitária parcialmente eficaz, o que resulta numa regulação para baixo da replicação viral, mas não na eliminação viral. A segunda fase da infecção pelo VIH está associada à replicação viral persistente, apesar da resposta imunitária, e o vírus acaba por entrar nas regiões do manto dos gânglios linfóides. Neste momento, a activação crónica de linfócitos T e a secreção de diferentes citocinas iniciam uma activação crónica do sistema imunitário. Durante as últimas fases da infecção pelo VIH, há uma replicação viral acelerada que está associada a uma maior diversidade viral e mais isolados citopáticos.

A replicação viral em linfócitos resulta eventualmente na fuga do vírus para as células do sangue periférico e doença HIV avançada. A destruição do sistema imunitário reflecte-se na diminuição contínua dos linfócitos CD4+ no sangue. O número absoluto e a percentagem de linfócitos CD4+ T é utilizado para avaliar a capacidade de um indivíduo infectado de se defender contra infecções oportunistas. Consequentemente, a níveis específicos de células CD4, são instituídos medicamentos profilácticos. Uma contagem normal de células CD4 é superior a 700 células/mm^3 ; a supressão imunitária inicial é caracterizada por uma contagem de células CD4 inferior a 500 células/mm^3 ; e a supressão imunitária severa é definida como uma contagem de células CD4 inferior a 200 células/mm^3 . Como os linfócitos T são a principal defesa do organismo contra infecções virais, infecções fúngicas, e infecções parasitárias e, até certo ponto, controlam o crescimento neoplásico, não é surpreendente que estes sejam os tipos de infecções e manifestações encontradas em indivíduos durante as fases posteriores da doença HIV. Desde o final dos anos 90, tem sido possível avaliar rotineiramente a replicação viral medindo o número de cópias de ARN viral encontradas no sangue e nos tecidos. A carga viral plasmática é o padrão de ouro para determinar a progressão da doença do VIH, bem como para determinar a eficácia dos medicamentos. Foi feita uma analogia na qual a contagem de células CD4 é uma medida da distância da rota que um indivíduo infectado tem de percorrer desde a infecção até à morte, enquanto que a carga viral é a velocidade pela qual este processo tem lugar ao longo desta rota. Assim, quando a carga viral é muito baixa, ou mesmo indetectável, a progressão da doença é retardada ou mesmo interrompida. Assim, se a carga viral puder ser mantida baixa durante um período prolongado, o corpo pode por vezes reconstituir o seu sistema imunitário. As determinações da carga viral de rotina podem medir um mínimo de 20 a 400 RNA equivalente/mm3. Abaixo deste valor, um indivíduo infectado é considerado como tendo uma carga viral indetectável. Um número espantoso de vírus replica-se todos os dias. Foi estimado que um indivíduo infectado pode produzir mais de 10 x 10^9 viriões por dia. Infelizmente, a taxa de mutação do VIH é também extremamente elevada. Uma mutação em cada três pares de bases do genoma do VIH de 104 bases ocorre cada vez que o vírus se reproduz. Isto explica algumas das dificuldades encontradas durante a procura de medicamentos e vacinas eficazes.

OS MODOS DE PROPAGAÇÃO

Os modos de propagação são sexuais (homem para homem, heterossexual e oral), parenterais (receptores de sangue ou de produtos sanguíneos, utilizadores de drogas injectáveis e aqueles que sofrem lesões profissionais) e verticais. O risco de transmissão após exposição é superior a 90% para sangue ou produtos sanguíneos, 15-40% para a via vertical, 0,5-1,0% para o uso de drogas injectáveis, 0,2-0,5% para a disseminação da mucosa genital e inferior a 0,1% para a disseminação da mucosa não-genital [47]

CAPÍTULO 5

CLASSIFICAÇÃO DAS DOENÇAS DO VIH

Uma definição formal da SIDA foi elaborada pelo CDC. A "SIDA" é uma categoria de diagnóstico construída pelos Centros de Controlo e Prevenção de Doenças (CDC); a SIDA também pode ser referida como doença HIV avançada. A definição de SIDA mudou ao longo do tempo.

Desde 1993, a SIDA tem sido definida como:

• "Infecção pelo VIH e um grupo específico de doenças ou condições que são indicativas de imunossupressão grave relacionada com a infecção com o vírus da imunodeficiência humana VIH".

ou

• A infecção pelo VIH numa pessoa sem sintomas mas com um nível significativo de supressão imunitária (a contagem de CD4 é inferior a 200).

As pessoas infectadas com VIH não preenchem os critérios para a SIDA se estiverem livres de sintomas ou tiverem sintomas que não pertençam ao grupo de doenças especificado e tiverem uma contagem de CD4 superior a 200.

A infecção pelo VIH resulta em doenças muito diversas e, por conseguinte, foram propostos vários sistemas de classificação. A classificação do Centro de Controlo de Doenças (CDC) de 1986, é a seguinte [48].

Grupo I - Infecção aguda

Grupo II - Infecção Assintomática

Grupo III - Linfadenopatia generalizada persistente.

Grupo IV - A) Doença constitucional

      B) Doença neurológica

      C) Doença Infecciosa Secundária

      D) Cânceres secundários

      E) Outras condições

Em 30-31 de Agosto de 1990, com base nas discussões durante um seminário patrocinado pela CE, realizado em Amesterdão, foi proposta uma classificação revista na qual foram reconhecidos três grupos de lesões. O Grupo 1, constituído por lesões fortemente associadas à infecção pelo VIH, o Grupo 2 de lesões menos frequentemente associadas à infecção pelo VIH e o Grupo 3 eram as lesões apenas possivelmente associadas à infecção pelo VIH.

Em 17-18 de Setembro de 1992, foram revistas as classificações anteriormente publicadas das manifestações orais das infecções por VIH e os seus critérios de diagnóstico. Revisão da classificação das lesões orais associadas à infecção pelo VIH em adultos (1992) [49, 50]. Com base na intensidade e características, são definidos três grupos de manifestações orais da SIDA [51,52]

CLASSIFICAÇÃO DAS LESÕES ORAIS NA INFECÇÃO PELO VIH EM ADULTOS

(Classificação revista das lesões orais associadas à infecção pelo VIH em adultos).

GRUPO I Lesões fortemente associadas à infecção pelo VIH

a) Candidíase - Eritematismo,

Pseudomembranoso

b) Leucoplasia cabeluda

c) O sarcoma de Kaposi

d) Linfoma não-Hodgkin

e) Doença periodontal

eritema gengival linear

Gengivite necrotizante (ulcerativa)

Necrotizing (ulcerativo) Periodontite

GRUPO II Lesões menos frequentemente associadas à infecção pelo VIH

a) Infecções bacterianas

Mycobacterium avium intracellulare

Mycobacterium tuberculosis

b) Hiperpigmentação melanótica

c) Estomatite necrotizante (ulcerosa)

d) Doença das glândulas salivares

Boca seca devido à diminuição do fluxo salivar

Inchaço unilateral ou Bilateral das principais glândulas salivares

e) Púrpura trombocitopénica

f) NOS de Ulceração (não específico de outro modo)

g) Infecções virais

Vírus Herpes simplex

Vírus do papiloma humano (lesões tipo verrugas)

-Condyloma acuminatum

- Hiperplasia epitelial focal

-Verucca vulgaris

Varicella - Vírus Zoster

-Herpes zoster

-Varicella

GRUPO III Lesões observadas na infecção pelo VIH

a) Infecção bacteriana

Actinomyces israelii

Escherichia colli

Klebsiella pneumoniae

b) Gato - doença dos arranhões

c) Reacções medicamentosas (Ulceração, Eritema multiforme, Lichenoi, Epidermólise Tóxica)

d) Infecções fúngicas que não a candidíase

Cryptococcus neoformans

Geotrichum candidum

Histoplasma capsulatum

Mucoraceae (Mucormicose/Zigomicose)

Aspergillus flavus

e) Perturbações neurológicas

Paralisia facial

Neuralgia do trigémeo

f) Estomatite afim recorrente

g) Infecções virais

Cytomegalovirus Molluscum contagiosos

Classificação das lesões orais associadas à infecção pelo VIH com base na intensidade e características

GRUPO I

Sete lesões cardinais que estão fortemente associadas à infecção pelo VIH

Candidíase oral

Leucoplasia cabeluda

Sarcoma de Kaposi

eritema gengival linear

Gengivite ulcerativa necrotizante

Período necrotizante da ulceratividadeontite

Linfoma não-Hodgkin

GRUPO II

Úlceras atípicas

Doenças das glândulas salivares

Infecção viral como o citomegalovírus (CMV), vírus do herpes simplex (HSV), papilomavírus (HPV), e vírus do herpes zoster (HZV).

GRUPO III Lesão mais rara do que as dos grupos 1 e 2

Osteomielite difusa

Carcinoma de células escamosas

CENTRO DE CONTROLO DE DOENÇAS DEFINIÇÃO DO CD4 LYMPHOCYTE COUNT AND CLINICAL CATEGORIES OF HIV INFECTION [53,54] .

Categorias de contagem de células CD4

Categoria 1: >500 células/ml

Categoria 2: 200-499 células/ml

Categoria 3: <200 células/ml

Categorias clínicas

Categoria A

Infecção assintomática pelo VIH

Linfadenopatia generalizada persistente

Infecção aguda (primária) pelo VIH

Categoria B

Angiomatose baciloscópica

Candidíase, orofaríngea (tordo)

Candidíase, vulvovaginal; persistente, frequente, ou pouco responsiva à terapia

Displasia cervical (moderada ou grave)/carcoma cervical in situ

Sintomas constitucionais tais como febre (38,5°C) ou diarreia com duração superior a 1 mês

Leucoplasia cabeluda

Herpes zoster (herpes zoster), envolvendo pelo menos 2 episódios distintos ou mais de 1 dermatoma

Púrpura trombocitopénica idiopática

Listeriose

Doença inflamatória pélvica, particularmente se complicada por abcesso tubo-ovariano

Neuropatia periférica

Categoria C

Candidíase de brônquios, traqueia, ou pulmões

Candidíase, esofágica

Cancro do colo do útero, invasivo

Coccidioidomicose, disseminada ou extrapulmonar

Criptococose, extrapulmonar

Criptosporidiose, intestinal crónica (>1 mês de duração)

Doença do citomegalovírus (excepto fígado, baço, ou nós)

Retinite do citomegalovírus (com perda de visão)

Encefalopatia, relacionada com o VIH

Herpes simplex: úlcera(s) crónica(s) (>1 mo duração); ou bronquite, pneumonite, ou esofagite

Histoplasmose, disseminada ou extrapulmonar

Isosporiose, intestinal crónica (>1 mês de duração)

O sarcoma de Kaposi

Linfoma, Burkitt's (ou termo equivalente)

Linfoma, imunoblástica (ou termo equivalente)

Linfoma, primário, do cérebro

complexo Mycobacterium avium ou Mycobacterium kansasii, disseminado ou

extrapulmonar

Mycobacterium tuberculosis, qualquer sítio (pulmonar ou extrapulmonar)

Mycobacterium, outras espécies ou espécies não identificadas, disseminadas ou extrapulmonares

Pneumonia Pneumocystis jirovecii (carinii)

Pneumonia, recorrente

Leucoencefalopatia multifocal progressiva

Septicemia por Salmonella, recorrente

Toxoplasmose do cérebro

Síndrome de Desperdício devido ao VIH

As categorias A3, B3, C1, C2, e C3 correspondem à definição de caso para a SIDA.

CAPÍTULO 6

INVESTIGAÇÕES PARA O VIH/SIDA

Serologia do VIH

A maioria das pessoas desenvolve anticorpos contra o VIH que são detectáveis por imunoensaios padrão ligados a enzimas (ELISA) no prazo de 30 dias após a infecção, embora alguns seroconvertam mais tarde. A grande maioria das pessoas (99%) tem anticorpos detectáveis até três meses após a infecção pelo VIH. O "período de janela" é o tempo necessário para que uma pessoa que tenha adquirido a infecção pelo VIH reaja ao vírus através da criação de anticorpos contra o VIH.

O período médio de janela para detectar a seroconversão utilizando testes de anticorpos HIV-1 é de 22 dias para o subtipo B. O teste de antigénios encurta o período de janela para aproximadamente 16 dias e o teste de amplificação do ácido nucleico (NAAT) reduz ainda mais este período para 12 dias[55]. Durante o período de janela, uma pessoa com infecção pelo VIH pode transmitir o VIH a outras pessoas, embora a sua infecção pelo VIH possa não ser detectável com um teste de anticorpos. Todos os testes de diagnóstico têm limitações.

Os falsos resultados positivos ocorrem quando um teste é reactivo, mas a pessoa não tem realmente a infecção pelo VIH. Os falsos resultados negativos ocorrem quando um teste não é reactivo, mas a pessoa tem realmente a infecção por VIH.

Um diagnóstico do VIH deve ser baseado no resultado de dois ou mais testes. Contudo, quando dois resultados de testes discordam (ou seja, um é reactivo, o outro não reactivo), diz-se que a descoberta é discordante. Neste caso, deve ser realizado um terceiro teste ou um teste utilizando outra plataforma (por exemplo, NAAT para carga viral).

ELISA: a primeira geração de testes de VIH

Os testes ELISA são geralmente o primeiro instrumento de rastreio do VIH. Um resultado positivo do teste ELISA é geralmente observado dentro de 3-6 semanas após a infecção. Muito raramente, os anticorpos podem desenvolver-se até 12 semanas após a infecção. Para além do período de janela, os testes ELISA raramente são falsos negativos. Isto significa que se o paciente tiver um resultado negativo no teste, e estiver além do período de janela após a última exposição potencial, o teste é verdadeiramente negativo. Um teste ELISA raramente pode ser falso positivo.

Os resultados ELISA falsos positivos podem ocorrer na presença de outros auto-anticorpos, doença hepática, vacinação contra a gripe e uma infecção viral aguda, bem como de erros laboratoriais de procedimento e manipulação de amostras. Por estas razões, os resultados ELISA positivos devem ser sempre seguidos por testes de confirmação.

WESTERN BLOT: O TESTE DE CONFIRMAÇÃO

O Western Blot (WB) é um teste de confirmação: só é realizado se um ELISA ou teste rápido for positivo. O WB pode ser positivo, negativo ou indeterminado. Se não forem detectadas bandas virais, o resultado é negativo. Se pelo menos uma banda viral para cada um dos grupos de produtos genéticos GAG, POL e ENV estiver presente, o resultado é considerado positivo. Em certas circunstâncias em que algumas bandas virais são detectadas mas não o suficiente para confirmar a infecção, o resultado será considerado como indeterminado. Uma pessoa que tenha um resultado indeterminado deve ser testada novamente, uma vez que testes posteriores podem ser mais conclusivos.

Quase todas as pessoas com infecção por VIH com resultados indeterminados de Western-Blot desenvolverão um resultado positivo quando os testes forem re-testados um mês mais tarde; resultados persistentemente indeterminados durante um período de seis meses sugerem que os resultados são devidos a reacção cruzada com outros anticorpos e não representam uma verdadeira infecção por VIH.

TESTE RÁPIDO

Os testes rápidos tornaram-se populares em cenários de recursos limitados, remotos ou de campo para o diagnóstico do VIH. Estes testes podem ser realizados com uma formação mínima, e não requerem equipamento laboratorial dispendioso para testes ou eliminação de reagentes bio-perigosos 56. Os testes também desempenham um papel valioso em situações em que um resultado de teste é urgentemente necessário, tais como o teste de um paciente de origem após um ferimento com um pau de agulha e mulheres grávidas em trabalho de parto.

Actualmente, os resultados não reactivos (negativos) podem ser comunicados sobre o resultado de um único teste, mas os resultados de testes reactivos devem ser confirmados através de testes serológicos padrão. Para mulheres intra-parto, repetir testes rápidos com outros kits de teste pode ser mais apropriado para obter um resultado antes do parto. Actualmente, estão disponíveis vários kits de testes rápidos de rastreio. Por exemplo, num país onde a prevalência da população é estimada em 1%, um teste com uma sensibilidade e especificidade de 99% seria apenas de 50%, ou seja, 50% ou metade dos testes reactivos serão falsos positivos. São necessários dois testes para alcançar um valor preditivo positivo (PPV) de 99%.

Rapid HIV test	Specimen type	Sensitivity†	Specificity†
OraQuick® Advance Rapid HIV-1/2	Oral fluid	99.3% (98.4–99.7)	99.8% (99.6–99.9)
Antibody	Whole blood (finger stick or venipunctures)	99.6% (98.5–99.9)	100% (99.7–100)
	Plasma	99.6% (98.9–99.8)	99.9% (99.6–99.9)
Reveal™ G-2 Rapid HIV-1 Antibody	Serum	99.8% (99.5–100)	99.1% (98.8–99.4)
	Plasma	99.8% (99.5–100)	98.6% (98.4–98.8)
Uni-Gold Recombigen® HIV	Whole blood (finger stick or venipuncture)	100% (99.5–100)	99.7% (99.0–100)
	Serum and plasma	100% (99.5–100)	99.8% (99.3–100)
Multispot HIV-1/HIV-2 Rapid	Serum	100% (99.94–100)	99.93% (99.79–100)
	Plasma	100% (99.94–100)	99.91% (99.77–100)

FDA - testes rápidos aprovados de anticorpos contra o VIH ou detecção do VIH-1.

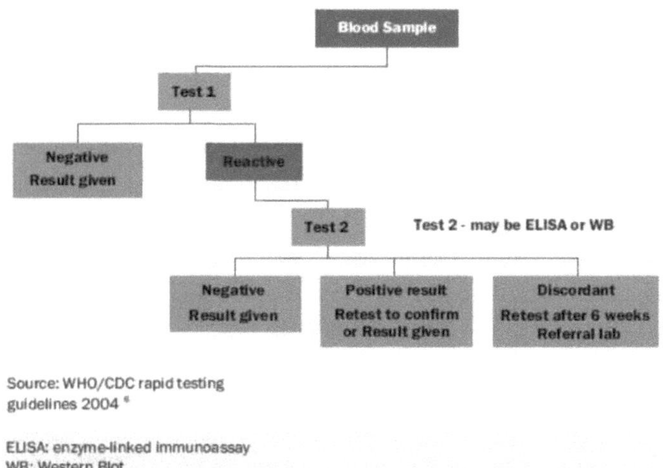

Source: WHO/CDC rapid testing
guidelines 2004 [6]

ELISA: enzyme-linked immunoassay
WB: Western Blot

Um algoritmo que utiliza testes rápidos para o diagnóstico do VIH

Teste de Amplificação de Ácido Núcleico (NAAT): encurtar o período de janela e diagnóstico precoce do recém-nascido

O NAAT é utilizado para detectar a presença de material genético do vírus HIV. Vários ensaios de PCR foram concebidos para detectar a região altamente conservada do gene GAG do VIH. Estes ensaios são altamente sensíveis e destinam-se a ser utilizados para a detecção precoce. Por exemplo, desde 2001, o sangue doado nos EUA tem sido rastreado com testes baseados em nucleicida, reduzindo o período de janela entre a infecção e a detectabilidade do genoma do vírus para cerca de 12-15 dias. Os testes de ADN e ARN para o VIH podem funcionar como ensaios de diagnóstico qualitativo que demonstram a infecção, ou sistemas de detecção quantitativa que medem o nível de cópias circulantes do ácido nucleico do VIH para monitorização prognóstica ou terapêutica (testes de carga viral). Os testes de ácido nucleico também são úteis para a resolução de casos em que os testes serológicos são inconclusivos (indeterminados) e para o diagnóstico da infecção pelo VIH em recém-nascidos. Os testes PCR qualitativos de ADN VIH detectam o ADN proviral que foi integrado no ADN celular do hospedeiro. Os testes de anticorpos anti-HIV não são úteis em bebés devido à persistência de anticorpos maternos até aos primeiros 15 meses de vida. As células mononucleares do sangue periférico são recuperadas do sangue total do doente, do qual se extrai o ADN e se realiza a PCR. A maioria dos recém-nascidos com infecção pelo VIH são identificados desde o nascimento, num período pós-parto de 4-6 semanas, utilizando a PCR de ADN VIH. Alguns recém-nascidos com a

a infecção pode não ser detectada no momento do nascimento, reflectindo o momento da transmissão que ocorreu a partir da mãe seropositiva. Suspeita-se de infecção in utero quando um recém-nascido tem um resultado de PCR de ADN detectável 48 horas após o nascimento, enquanto que a transmissão durante o parto e parto ou amamentação é detectada 2-12 semanas mais tarde. Devido à importância de iniciar a terapia o mais cedo possível, recomenda-se a realização de testes de PCR de ADN nos primeiros 3 meses para identificar os bebés que beneficiariam grandemente com o tratamento. A punção venosa em crianças não é fácil, particularmente se estiverem indispostas; e o procedimento requer um flebotomista experiente. Mais recentemente, a utilização de manchas de sangue seco tem sido aplicada com sucesso nos testes PCR qualitativos de ADN. Este método alternativo de colheita de amostras é mais aceitável sob a forma de sangue capilar seco em papel de colheita de amostras (Whatman#903), autorizado a secar durante a noite, embalado e transportado para um laboratório de referência para testes. Este tipo de amostra melhorou grandemente o acesso a testes de ADN infantil precoce para HIV em locais remotos com restrições de recursos.

Teste de antigénios HIV p24

O teste do antigénio p24 pode ser utilizado para ajudar no diagnóstico precoce da infecção pelo VIH. Os níveis de antigénio p24 aumentam significativamente em cerca de uma a três semanas após a infecção inicial. É durante este período de tempo que os anticorpos anti-HIV são produzidos, quando o teste p24 é útil para ajudar a diagnosticar a infecção. Cerca de 2-8 semanas após a exposição, os anticorpos contra o VIH são produzidos e permanecem detectáveis em resposta à infecção, tornando o teste de anticorpos contra o VIH o ensaio mais útil para diagnosticar uma infecção.

CAPÍTULO 7

CANDIDÍASE ORAL

A candidíase oral é causada pelas espécies Candida que colonizam a cavidade oral. É a infecção fúngica oportunista mais comum em indivíduos infectados com VIH e SIDA. Os riscos são considerados mais elevados em doentes com uma contagem de células T CD4 inferior a 200 células/mm^3 e cargas elevadas de RNA plasmático do VIH. C albicans representa o agente causador mais comum da candidíase oral; no entanto, outras espécies de Candida começaram a emergir. A presença de Candida nas cavidades orais de doentes com VIH/SIDA prevê o desenvolvimento subsequente da candidíase oral. Até à data, não existe cura para o VIH/SIDA. Segue-se que o controlo dos agentes patogénicos oportunistas associados a esta pandemia continua a ser uma forma mais segura de gerir os indivíduos infectados que têm o flagelo. Sabe-se que oito espécies de Candida são patogénicas, especialmente em pessoas imunossuprimidas: Candida albicans, Candida guilliermondii, Candida kefyr, Candida tropicalis, Candida parapsilosis, Candida viswanathii, e Candida glabrata 5. Candida albicans é o mais conhecido e de longe o agente patogénico mais comum do grupo.

EPIDEMIOLOGIA

A profunda imunodeficiência, que afecta particularmente as células T helper durante a infecção pelo VIH, precipita uma série de infecções secundárias nestes indivíduos. Destas, as infecções por fungos são bastante comuns e a candidíase que afecta particularmente a mucosa oral é amplamente prevalecente. Os primeiros pacientes documentados com SIDA tinham candidíase oral e candidíase oral inexplicada aparecem de forma proeminente em indivíduos que eventualmente desenvolveram SIDA. Num estudo 11 de 62 doentes infectados com VIH, a recuperação microbiológica dos isolados orais de Candida albicans foi de 57,5% para doentes da Fase I; 76,5% para doentes da Fase 2 e 87,5% para doentes da Fase 3[58] . Iosub et al. descobriram que 50% das 42 crianças com infecção por VIH ou SIDA pediátrica tinham candidíase oral e cutânea no primeiro ano de vida, contra 10% das 20 crianças que foram diagnosticadas como tendo SIDA após este período. Concluíram, portanto, que em bebés muito jovens com infecção por HIV a candidíase mucocutânea crónica pode actuar como um sinal de alerta para uma morbilidade precoce e grave 59. Num estudo sobre homens homossexuais e bissexuais infectados com VIH que foram seguidos de seroconversão, 4% desenvolveram candidíase dentro de um ano, 14% dentro de 2 anos, e 26% dentro de 5 anos[60] .

A candidíase oral, particularmente a variedade pseudomembranosa de "tordo" não é invulgar entre os bebés saudáveis e os inquéritos sugerem uma incidência não superior a 7% e geralmente inferior a 5%. Isto é geralmente reconhecido como sendo devido aos mecanismos de defesa imaturos do recém-nascido e parece que isto, juntamente com a infecção pelo VIH, pode agir em conjunto na precipitação de morbilidade severa, incluindo a candidíase oral associada à infecção pelo VIH[61] .

ETIOPATOGÉNESE

Candida albicans, candida tropicali, candida glabrata compreendem em conjunto 80% das espécies isoladas de infecções de candida humana. Na grande maioria dos casos, as lesões são causadas pela levedura Candida albicans. As candidas com melhor potencial de adesão são mais patogénicas do que as estirpes com menor adesão. A penetração da levedura nas células epiteliais é facilitada pela sua produção de lipases, e para que a levedura permaneça dentro do epitélio, deve vir a descamação constante das células epiteliais de superfície.

RESPOSTA ADAPTATIVA DA CANDIDA

A principal característica de Candida que se acredita ser relevante para a sua patogénese é a sua capacidade de sofrer uma transição morfológica entre formas semelhantes a leveduras, que se dividem por brotação, e formas pseudo-hifálicas ou hifálicas longas. Ambas as formas candidais estão presentes no estado comensal, encontrado em 40% a 80% dos indivíduos saudáveis, bem como no estado da doença, em que Candida invade as camadas epiteliais superficiais ou endoteliais das células dos sistemas gastroentéricos, reprodutivos e vasculares [62].

CANDIDA COMO UM PATOGÉNICO DA MUCOSA

Na candidíase, as infecções da mucosa da cavidade oral assumem duas formas primárias, pseudomembranosa e eritematosa. Na transição do estado comensal para o estado infeccioso, a levedura e as células hifais tornam-se mais aderentes e invasivas. A fixação à mucosa e a subsequente penetração de camadas superficiais do epitélio são em parte mediadas por interacções das moléculas da superfície celular de Candida com as moléculas da superfície celular das células hospedeiras e com moléculas da matriz extracelular (ECM).

PROTEÍNAS DE ASPARTO SECRETO COMO VIRULÊNCIA FACTORES

Um conjunto específico de factores de virulência de Candida, as proteinases de aspartílo segregado (SAPS), podem desempenhar um papel na invasão da mucosa oral por degradação das proteínas de matriz extracelular (ECM) que envolvem as células epiteliais; a inibição do SAPS reduz a invasão de Candida in vitro [62].

FACTORES DA HOSPEDAGEM ASSOCIADOS AO ORAL RELACIONADO COM O VIH CANDIDIASE

A candidíase oral é uma manifestação frequente e precoce da doença associada ao vírus da imunodeficiência humana (VIH) e tem sido notificada em mais de 90% dos doentes com síndrome da imunodeficiência adquirida (SIDA). McCarthy GM investigou factores associados ao aumento da frequência da candidíase oral numa população de 71 doentes seropositivos HIV e os factores mais importantes foram a doença avançada, xerostomia, e imunossupressão mediada por células, como indicado por uma baixa contagem de linfócitos CD4 [63].

FUNÇÃO IMUNOLÓGICA

O aumento da frequência da candidíase oral tem sido observado em doentes com imunodeficiências mediadas por células na população não infectada pelo HIV. O principal efeito do VIH no sistema imunitário é o esgotamento dos linfócitos CD4 com a doença em avanço. Como resultado, verifica-se uma queda na contagem absoluta de CD4 e uma inversão da relação CD4/CD8.

A candidíase oral ocorre mais frequentemente em doentes infectados com VIH com contagem baixa de CD4. Imam et al. notaram uma associação hierárquica; a maioria da candidíase orofaríngea ocorreu quando a contagem de CD4 era inferior a 300/mm3, e a candidíase esofágica ocorreu quando a contagem de CD4 era inferior a 100 células/mm^3 [64] McCarthy GM também encontrou um aumento estatisticamente significativo na frequência da candidíase oral relacionada com o VIH em doentes com contagem de CD4 inferior a 300 células/mm^3 . Verificou-se também um aumento da frequência da candidíase oral associada a uma taxa inversa de células CD4/CD8.

A candidíase oral grave também foi descrita num doente com uma contagem baixa de CD4, que não tinha uma infecção pelo VIH. [63] Cenci et al descobriram que os linfócitos CD4 transferidos de ratos imunizados com Candida albicans proporcionavam protecção contra um desafio com a espécie Candida [65].

Torssander et al notaram uma diminuição do número de células CD4 em doentes infectados com VIH, com esfregaços da mucosa oral que apresentavam formas pseudomiceliais de levedura, em comparação com outros doentes infectados com VIH. Há provas de que as patogenias mucocutâneas ocorrem com uma frequência crescente com números mais baixos de linfócitos CD4 circulantes[66] . Sindrup et al descobriram que as lesões mucocutâneas relacionadas com o VIH ocorreram com o dobro da frequência em doentes com uma contagem de CD4 inferior a 200/mm^3 . Foi também relatada uma associação significativa entre a ocorrência de lesões orais relacionadas com o VIH e uma contagem de CD4 inferior a 100/mm^3 . Granulocitopenia com menos de 1 x 109 células/L pode predispor à disseminação da infecção. No entanto, os doentes infectados pelo VIH têm geralmente função fagocitária normal, e a candidíase disseminada é pouco frequente. A adesão de Candida albicans ao epitélio é considerada necessária para uma infecção bem sucedida e isto pode ser inibido pela saliva e aumentado pelos hidratos de carbono dietéticos. No entanto, faltam 67 informações sobre o papel da dieta na patogénese da candidíase oral relacionada com o VIH.

PAPEL DROGAS

Existe uma controvérsia considerável sobre o papel dos antibióticos na etiologia da candidíase. Os antibióticos são administrados a pessoas doentes, e o processo da doença pode ser um factor de contribuição mais importante do que a utilização de antibióticos.

O uso de corticosteróides tem sido ligado ao início da candidíase, e isto pode ser devido a uma resposta macrofágica deficiente a uma linfocina que estimula a fagocitose.

Muitos doentes infectados com VIH têm anemia iatrogénica como resultado da terapia com zidovudina (AZT). McCarthy GM et al. descobriram que a presença de anemia estava significativamente associada à candidíase oral relacionada com o VIH. No entanto, o AZT foi fornecido apenas a doentes no seu estudo que tinham uma contagem de CD4 inferior a 300/mm3, e as associações aparentes entre AZT / anemia, e candidíase oral podem ser em grande parte explicadas pela sua associação com a contagem de CD4 [6]^3 .

XEROSTÓMIA

A diminuição do fluxo salivar pode predispor à candidíase oral e pode ocorrer como resultado directo da doença do VIH. Pode também ser induzido por drogas e radioterapia que afectam as glândulas salivares, e pode ocorrer como resultado de desidratação, depressão, ou ansiedade. O tecido danificado é particularmente propenso à infecção com espécies de Candida. A saliva proporciona limpeza mecânica e lubrificação, o que pode reduzir os danos na mucosa oral como resultado de trauma. Utilizando a análise de regressão logística multivariada, McCarthy GM et al mostraram que a presença de xerostomia era um preditor independente e estatisticamente significativo da candidíase oral relacionada com o VIH. Foi também um melhor preditor do que a contagem de CD4 (categorizado como *<300*, 300 a 500, e >500 células/mm^3), indicando a importância da saliva no controlo da candidíase oral relacionada com o VIH. A Xerostomia foi considerada como estando presente se houvesse uma queixa subjectiva de boca seca e redução da saliva, e se a mucosa oral parecesse seca no exame clínico. A saliva contém proteínas antimicrobianas, incluindo lisozima, lactoperoxidase, imunoglobulinas, lactoferrina, e histatinas. As histatinas parecem ter uma potente actividade antifúngica, e embora estas proteínas possam ter o potencial de protecção contra a candidíase oral, os seus papéis não foram elucidados. Foram documentadas alterações na função salivar dos doentes infectados com VIH. Foram registados níveis elevados de proteínas antimicrobianas em doentes com VIH. [63] Contudo, Wray et al descobriram que os níveis de IgA são mais baixos em doentes com candidíase oral e que isto é particularmente acentuado em pessoas infectadas pelo VIH. Há algumas evidências de que a IgA salivar inibe a adesão oral de Candida albicans. Os benefícios disto podem ser perdidos como formas patogénicas de Candida podem produzir proteinases para quebrar a IgA salivar. As interacções entre a saliva inteira e a Candida são mais relevantes para a patogénese da candidíase. É difícil investigar estas interacções porque muitos dos constituintes da saliva inteira também interagem [68].

FACTORES SOCIODEMOGRÁFICOS

Tem-se notado um aumento da susceptibilidade à candidíase em pessoas muito jovens ou muito idosas. Estes grupos são raramente representados em estudos de doentes infectados pelo VIH nos países do padrão I da Organização Mundial de Saúde. Os doentes infectados com VIH com mais de 35 anos tinham o dobro da probabilidade de ter candidíase oral em comparação com pessoas mais jovens, e esta diferença foi estatisticamente significativa. Isto coincide com a evidência do aumento do transporte de espécies de Candida em pessoas de meia-idade e idosos. O estado civil e o grupo de risco podem influenciar a ocorrência de candidíase oral. McCarthy GM et al descobriram que o grupo de doentes nunca casados infectados com VIH tinha uma frequência significativamente mais baixa de candidíase em comparação com o grupo de pessoas casadas. Estas diferenças podem ser parcialmente explicadas pelo efeito confuso da idade. Podem também reflectir práticas sociais ou indicar que a transmissão de fêmea para macho das espécies Candida pode estar a ocorrer. A mais baixa frequência de candidíase oral foi observada no grupo de risco homossexual[63] . Isto contrasta com os resultados de Moniaci et al que encontraram menor incidência de lesões micoticais orais no grupo de risco heterossexual em comparação com os toxicodependentes e homossexuais por via intravenosa[69].

HABITS

O tabagismo pode facilitar a invasão do epitélio oral pela espécie Candida e tem sido associado a uma redução da IgA salivar. Num estudo de McCarthy GM et al, a frequência da candidíase oral relacionada com o VIH foi maior nos fumadores de cigarros e nas pessoas que consumiam mais de 8,5 L de álcool absoluto por ano, mas estas diferenças não foram estatisticamente significativas. Encontraram uma frequência crescente de candidíase com valores crescentes de índice de placa, mas a associação não foi estatisticamente significativa com o tamanho da sua amostra.

DENTURAS

A utilização de prótese dentária está associada à candidíase oral e ao aumento do transporte de espécies de Candida. McCarthy GM et al descobriram que a candidíase relacionada com o VIH tinha menos probabilidades de se desenvolver em doentes com próteses dentárias[63] .

ACTIVIDADES ANTICANDIDAIS DE SECREÇÕES SALIVARES

As secreções salivares desempenham papéis importantes na manutenção dos tecidos duros e moles orais. A candidíase oral é um problema maior em pacientes com hipofunções salivares crónicas. As qualidades antifúngicas da saliva têm sido rastreadas até proteínas salivares específicas. A lisozima, a peroxidase salivar, e a lactoferrina, que também ocorrem noutros tecidos e fluidos corporais, são proteínas salivares menores com actividade antifúngica limitada. Além disso, as imunoglobulinas, especificamente a IgA secretora (sIgA), a imunoglobulina predominante das secreções salivares, podem contribuir para a actividade antifúngica da saliva, embora faltem dados precisos sobre o papel antifúngico da IgA salivar. Descobertas recentes na investigação salivar levaram à identificação e caracterização de um importante grupo de proteínas salivares com actividades antifúngicas e antibacterianas conhecidas como histatinas, estas proteínas de baixo peso molecular, ricas em histidina, estão presentes tanto em parótidos como em secreções submandibulares/sublingues de humanos e certos primatas sub-humanos [70].

CLASSIFICAÇÃO

Classificação: A candidíase oral é principalmente classificada em infecções primárias e secundárias (Greenberg et al., 2008) [71].

1. **Candidíase oral primária**

a. **Forma aguda**

i. Pseudomembranoso

ii. Erythematous

b. **Forma crónica**

I. Erythematous

ii. Pseudomembranoso

iii. Placa como

iv. Nodular

c. **Lesão associada à Candida**

i. Estomatite da dentadura

ii. Quilite angular

iii. Glossite mediana de rombóide

2. Candidíase oral secundária

a. Manifestação oral da candidíase mucocutânea sistémica

i. Candidíase mucocutânea crónica familiar

ii. Candidíase mucocutânea crónica difusa

iii. Síndrome de endocrinopatia por candidíase

iv. Candidíase mucocutânea familiar

v a. Grave combinação de imunodeficiência.

v b. DiGeorge syndrome.

v c. Doença granulomatosa crónica

vi. Síndrome de imunodeficiência adquirida (SIDA)

CARACTERÍSTICAS CLÍNICAS

As 3 apresentações comuns de candidíase oral em VIH/SIDA são

Quilite Angular

Candidíase eritematosa

Pseudomembranosa Candidíase [72].

QUILITE ANGULAR

A quelite angular (estomatite angular) é uma doença de etiologia multifactorial e pode ser infecciosa ou não infecciosa na origem. A infecção por SIDA e VIH são acrescentadas à lista dos seus factores causais. Antes da infecção pelo VIH, estas lesões eram mais frequentemente vistas em indivíduos idosos como uma complicação da estomatite induzida pela dentadura (candidíase atrófica crónica) e a doença era relativamente rara entre os grupos etários mais jovens. Clinicamente, as lesões manifestavam-se como crostas vermelhas fissuradas com ou sem ulceração e podiam ser acompanhadas por sintomas subjectivos de dor, sensibilidade, ardor ou dor. Embora a infecção seja geralmente causada por espécies de Candida e/ou Staphylococcus aureus, até que ponto estes organismos estão envolvidos na quilite angular induzida pelo VIH ainda está por determinar [73].

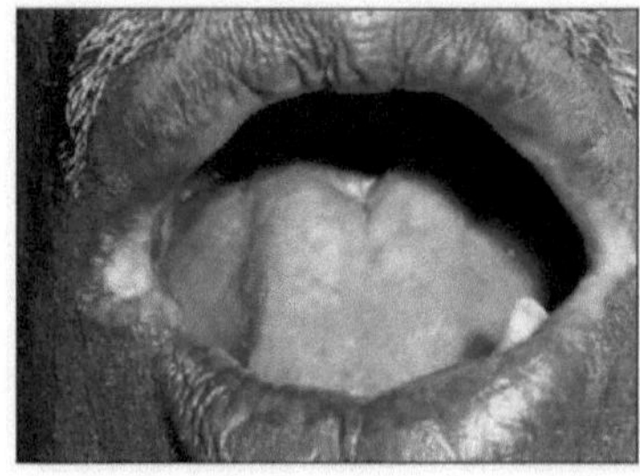

CANDIDÍASE ERITEMATOSA

A candidíase eritematosa pode ser a manifestação oral da doença VIH mais mal diagnosticada e mal diagnosticada. A condição apresenta-se como uma lesão vermelha, plana e subtil na superfície dorsal da língua ou nos paladares duros ou moles. Pode apresentar-se como uma lesão de "beijo" - se uma lesão estiver presente na língua, o palato deve ser examinado para uma lesão correspondente, e vice-versa. A condição tende a ser sintomática, com os doentes a queixarem-se de ardor oral, mais frequentemente enquanto comem alimentos salgados ou picantes ou bebem bebidas ácidas. O diagnóstico clínico baseia-se na aparência, bem como na história médica e no estado virológico do paciente. A presença de hifas fúngicas ou, mais provavelmente, de blastospores pode ser confirmada pela realização de uma preparação de hidróxido de potássio (KOH) [74]

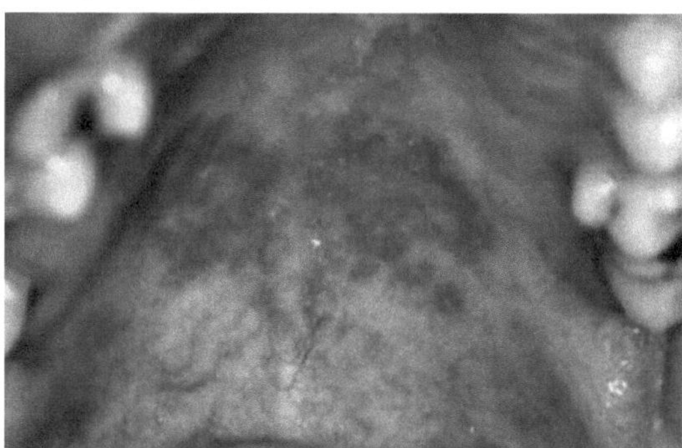

CANDIDÍASE PSEUDOMEMBRANOSA

Pseudomembranosa candidíase (ou tordo) aparece como placas cremosas, brancas, semelhantes a coalho na mucosa bucal, língua, e outras superfícies da mucosa oral. As placas podem ser limpas, deixando tipicamente uma superfície subjacente vermelha ou hemorrágica. O organismo mais comum envolvido é o Candida albicans; contudo, há cada vez mais relatos de envolvimento de espécies não-albicas. Tal como na candidíase eritematosa, o diagnóstico é baseado na aparência [74].

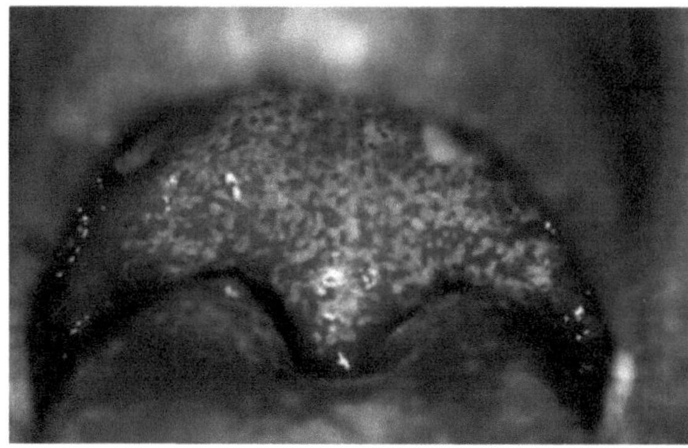

DIAGNÓSTICO

O diagnóstico é geralmente feito clinicamente a partir da história e exame físico Com as lesões características; um esfregaço submetido ao laboratório para uma preparação rápida de óxido de potássio (KOH) na forma pseudomembranosa, ou biópsia para um Periódico mais especializado de ácido - Schiff (PAS) ou manchas de Giemsa noutras formas pode demonstrar prontamente uma abundância de esporos e hifas que apoiam fortemente o diagnóstico.

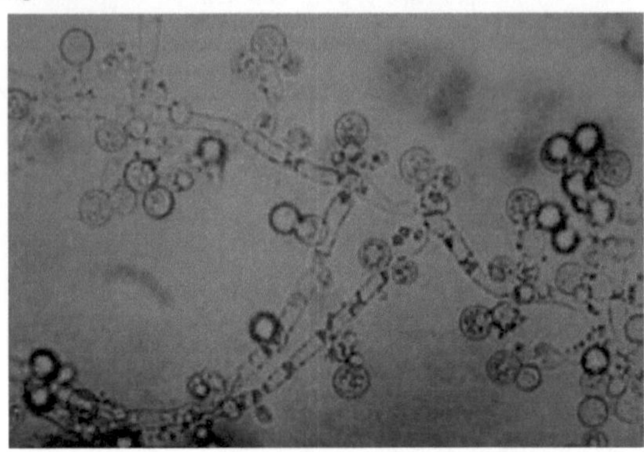

Preparação de hidróxido de potássio de esfregaço oral mostrando pseudo-hipfae fúngico e esporos.

O esfregaço da área infectada, que compreende células epiteliais, cria oportunidades para a detecção das leveduras. O material obtido é fixado em álcool isopropílico e seco ao ar antes da coloração com ácido - Schiff (PAS) periódico. A detecção do organismo da levedura é considerada um sinal de infecção. Este método é particularmente útil quando se suspeita de candidíase oral pseudomembranosa e de quilite angular. Para aumentar a sensibilidade, uma segunda raspagem pode ser transferida para um meio de transporte seguido de cultivo em sabouraud agar.

Para discriminar entre diferentes espécies de candida, pode ser realizado um exame adicional sobre o ágar Pagano-Levin. A técnica de cultura de impressões também pode ser utilizada onde almofadas de espuma plástica estéril (2,5x2,5 cm) são submersas em caldo sabouraud e colocadas na superfície infectada durante 60 segundos. A almofada é então firmemente pressionada sobre sabouraud agar, que será cultivada a 37 graus C. O resultado é expresso como unidades formadoras de colónias por milímetro cúbico (CFU/mm)[271] . Este método é particularmente útil quando se suspeita de candidíase oral eritematosa e estomatite de dentadura. Os pacientes que apresentam sinais clínicos de candidíase oral têm geralmente mais de 400 UFC/Ml.

GESTÃO DA CANDIDÍASE ORAL RELACIONADA COM O HIV

A candidíase oral pode ser uma fonte frequente e significativa de desconforto oral, dor, perda de sabor, e aversão aos alimentos. Para alguns doentes com VIH/SIDA, pode levar a complicações secundárias, tais como a candidíase esofágica. Por estas razões, a profilaxia antifúngica pode ser justificada em alguns pacientes de alto risco. Os doentes infectados com VIH com contagem de CD4 <200 células/mm^3 podem estar em maior risco de candidíase oral e, portanto, beneficiar mais da profilaxia antifúngica. O porte de Candida albicans e um historial de candidíase oral são outros factores de risco significativos para a candidíase oral. Os factores considerados nas decisões de profilaxia contra a candidíase oral e escolha do agente profiláctico incluem o seguinte.

1. O impacto das recorrências de doenças fúngicas orais na qualidade de vida e bem-estar do paciente.
2. A necessidade de profilaxia para outras infecções fúngicas
3. Custo
4. Conveniência da dosagem de drogas
5. Toxicidades
6. Interacções medicamentosas
7. O potencial para induzir resistência aos medicamentos antifúngicos. Uma grande variedade de agentes está disponível para o tratamento da candidíase oral. Alguns destes medicamentos antifúngicos são utilizados topicamente, outros são utilizados sistemicamente quer por via oral quer por via intravenosa.

Agentes tópicos

O regime padrão de antifúngicos para candidíase oral consiste na administração tópica de Agentes Antifúngicos de Polietileno -- Nistatina ou Anfotericina ou Compostos de Azole - Imidazoles (clotirazol). Os agentes tópicos estão disponíveis numa variedade de formas, incluindo troches orais, pastilhas, comprimidos vaginais, enxaguamentos, e cremes. A terapia tópica requer tempo de contacto suficiente (2 minutos) entre o medicamento e a mucosa oral, bem como a presença de saliva adequada para dissolver o medicamento no caso de troches, pastilhas, e comprimidos. Beber água enquanto se utilizam os medicamentos antifúngicos tópicos pode melhorar a eficácia. A duração do tratamento varia de 7-14 dias, com terapia minimamente continuada durante 2 a 3 dias, para além dos últimos sinais e sintomas clínicos. Os agentes tópicos têm o benefício de poucos efeitos secundários em doses terapêuticas normais, devido à sua falta de absorção gastrointestinal.

O tratamento tópico pode envolver comprimidos de nistatina 100.000 unidades, 3 vezes por dia utilizados como pastilhas ou pastilhas, ou pastilhas de coagrimazole (10 mg, 5 vezes por dia). Se o doente tiver a boca seca, a sucção das pastilhas pode ser difícil e a nistatina dissolvida no leite pode ser utilizada.

A quelite angular poderia ser tratada por aplicação tópica de anfotericina (creme ou pomada) ou nistatina (pomada) quatro vezes por dia a ambos os ângulos. Se S. aureus for isolado dos ângulos, então a sensibilidade antibiótica do organismo deve ser determinada. Se o organismo for sensível ao ácido fusídico, então esta deve ser aplicada diariamente, e pode ser prudente aplicar a pomada às narinas anteriores para eliminar os reservatórios nasais dos organismos causadores. Gel miconazol (um imidazol pode ser usado se o organismo for resistente ao ácido fusídico, pois tem alguma acção bacteriostática Gram-positiva. Os esfregaços microbiológicos dos ângulos devem ser enviados para o laboratório antes, e durante a terapia para verificar o agente infeccioso e a sua resposta à quimioterapia. É de salientar que a eliminação de reservatórios orais de infecção é fundamental para a gestão bem sucedida da quimioterapia angular. Vários medicamentos tópicos contêm agentes adoçantes como a sacarose ou dextrose, e o uso a longo prazo destes preparados pode levar a um aumento da cárie. Deve ser encorajada a utilização de uma lavagem com flúor tópico ou gel durante a terapia com estes agentes antifúngicos.

A violeta genciana tem sido por vezes utilizada em populações pediátricas e o clorexideno tem sido utilizado como agente profiláctico. A violeta de genciana provoca uma coloração roxa da mucosa oral e há relatos de uma associação com úlceras orais que ocorrem em recém-nascidos. No entanto, num estudo no Zaire de pessoas com candidíase orofaríngea e SIDA, a violeta de genciana eliminou a candidíase oral clínica em 42% em comparação com 43% nos que tomaram cetoconazol e 9% nos que utilizaram colutório de nistatina. O mecanismo de acção da gentiana violeta é desconhecido e a sua utilidade não foi estudada em detalhe.

A clorexidina é utilizada como um agente boca-a-boca e é um agente antibacteriano eficaz. A clorexidina não é absorvida do tracto gastrointestinal, e os seus efeitos secundários primários são a coloração dos dentes e da mucosa oral, particularmente da superfície dorsal da língua. Tem demonstrado ser eficaz como agente profiláctico na prevenção da candidíase oral num grupo de pacientes submetidos a transplante de medula óssea 75.

AGENTES SISTÉMICOS

Em indivíduos infectados com VIH, a resposta ao tratamento com polietilenos ou coagrimazole é transitória e as recidivas são muito comuns. Tais falhas são principalmente causadas pela imunodeficiência subjacente, embora a fraca adesão do paciente devido à administração frequente, perturbações gastrointestinais, sabor desagradável e intolerância possa também desempenhar um papel. Devido a estas razões, os antifúngicos sistémicos têm sido defendidos para a candidíase oral relacionada com o VIH e dois grupos de medicamentos ketoconazol, um derivado do grupo imidazol e o mais recente fluconazol e itraconazol pertencente ao grupo bis-triazol, são utilizados para este fim. Têm também a vantagem de uma dose única diária e o tratamento simultâneo de infecções fúngicas em múltiplos locais do corpo. No entanto, estes antifúngicos têm mais efeitos secundários, e a selecção requer consideração da interacção medicamentosa importante. As drogas sistémicas incluem agentes antifúngicos de polietileno -- Nistatina, Anfotericina B e compostos de Azole - Imidazoles, Triazoles e estão disponíveis tanto para a administração oral como intravenosa.

NYSTATIN

A nistatina é a única droga tópica antifúngica de polietileno adequado para uso intraoral disponível nos Estados Unidos. A nistatina foi descoberta como sendo um agente antifúngico eficaz em 1951 e está actualmente disponível como pastilhas, troches vaginais, enxaguamentos, e cremes. As pastilhas orais de nistatina, 200.000 unidades, são formuladas para utilização tópica oral. Uma ou duas pastilhas devem ser dissolvidas lentamente na boca quatro ou cinco vezes por dia. O agente edulcorante é a sacarose. A suspensão oral de nistatina contendo 1, 00.000 unidades/ml está disponível e contém 50% de sacarose. O enxaguamento é frequentemente ineficaz devido ao curto tempo de contacto com a mucosa oral. A terapia tópica deve continuar durante 14 dias, e a eficácia do tratamento depende do cumprimento. A nistatina também está disponível como creme ou pomada contendo 100.000 unidades/gm, que pode ser utilizada para o tratamento da quelite angular. Algumas formulações contêm tanto nistatina como triamcinolona. Estes cremes combinados podem ter a vantagem de reduzir a resposta inflamatória local. Para pessoas que usam dentaduras, o pó de nistatina adequado para uso intraoral está disponível para aplicação na superfície adequada da prótese. Os efeitos secundários da utilização de nistatina são incomuns, uma vez que a droga não é bem absorvida do tracto gastrointestinal. Os efeitos secundários relatados incluem náuseas e diarreia. O uso de pastilhas de nistatina para a prevenção da candidíase oral também foi investigado, e nas pessoas com antecedentes de candidíase oral, houve uma tendência para a pastilha de nistatina, sendo um ou dois por dia mais eficazes do que o placebo [76].

AMPHOTERICINA B

Anfotericina B está disponível como creme e loção para uso externo tópico e como solução sistémica administrada por via intravenosa. As pastilhas de anfotericina não estão disponíveis nos Estados Unidos, mas são eficazes no tratamento da estomatite da dentadura. A terapia intravenosa é normalmente reservada à candidíase sistémica e a alguns casos de candidíase esofágica. Tem sido utilizada para tratar a candidíase oral que tem sido clinicamente não responsiva a outros agentes antifúngicos. A solução intravenosa tem sido utilizada topicamente para o tratamento da candidíase oral que não tenha respondido a outros medicamentos antifúngicos tópicos ou sistémicos. A solução de anfotericina B foi eficaz no tratamento da candidíase oral associada à C. glabrata, que não tinha respondido ao fluconazol. Foi preparada uma solução de 1 mg de anfotericina B em 5 ml de xarope. Lavagem quatro vezes por dia com 5 ml desta preparação produziu a limpeza das lesões orais [77].

Pensa-se que os azoles são fungistáticos e actuam inibindo a síntese do ergosterol, que assim altera a permeabilidade da membrana. Os fármacos azóicos orais são eficazes contra os Candida albicans, mas podem não ser tão eficazes contra algumas espécies de Candida, tais como Candida krusei e Candida glabrata.

IMIDAZOLES

Clotrimazole

O coágulo está disponível como um troche oral de 10 mg (Mycelex) que deve ser dissolvido lentamente na boca cinco vezes por dia. O coagrimazol também demonstrou ser eficaz como um troche de 10-mg tomado três vezes por dia, para prevenir a candidíase oral em pessoas com leucemia que estejam a ser submetidas a quimioterapia. Náuseas, vómitos, e prurite têm sido relatados como efeitos secundários. O coagrimazol está disponível como creme que pode ser utilizado para o tratamento da quelite angular. Os azóis sistémicos são agentes anti-candida eficazes porque inibem a enzima lanosterol 14a-demetilase, o que leva à desestabilização da membrana fúngica.

KETOCONAZOLE

O Ketoconazol foi o primeiro antifúngico azole antifúngico verdadeiramente activo oralmente introduzido em 1979, e quando administrado, os níveis de sangue e tecidos terapêuticos têm de ser administrados. Este medicamento melhorou dramaticamente as perspectivas terapêuticas da candidíase mucocutânea crónica e das infecções candidais em doentes comprometidos.

O cetoconazol oral (Nizoral) é normalmente administrado em doses de 200-400 mg diários, e recomenda-se normalmente que o medicamento seja tomado com alimentos.

A terapia com Ketoconazol está associada a uma série de efeitos secundários, tais como náuseas, erupções cutâneas, prurido e hepatite, sendo este último sem dúvida o mais significativo. Devido à frequência relativamente alta de alterações transitórias na função hepática (normalmente elevação na transaminase sérica) é essencial monitorizar regularmente a função hepática em todos os doentes com cetoconazol durante mais de alguns dias. O cetoconazol também está disponível como creme tópico que pode ser usado para o tratamento da quelite angular. O cetoconazol pode interferir com o metabolismo da ciclosporina, tacrolimus, e warfarina, aumentando a sua toxicidade. A sua utilização está também contra-indicada com isoniazida, fenitoína e rifampicina devido ao seu efeito antifúngico diminuído. O astemizol também está contra-indicado se o paciente estiver a tomar cetoconazol. O uso de cetoconazol com inibidores de protease do HIV que são normalmente metabolizados através do citocromo P450-34A sistema enzimático no qual o cetoconazol actua pode produzir níveis aumentados dos inibidores de protease. A absorção do cetoconazol requer acidez gástrica, de tal forma que o uso concomitante de antiácidos, antagonistas de H2, omeprazol, ou sucralfate reduz significativamente a sua biodisponibilidade, resultando no fracasso do tratamento. O Ketoconazol deve ser tomado com alimentos, e uma vez que o ácido gástrico é essencial para a sua dissolução e absorção, pode não ser adequadamente absorvido por pessoas com reduzida acidez gástrica. Testes periódicos de função hepática são recomendados para monitorizar a hepatotoxicidade.

TRIAZOLES

Os fluconazóis são solúveis em água, ligam-se minimamente às proteínas e são principalmente excretados através do rim. Fluconazol demonstrou ser eficaz numa dose nove vezes inferior à do ketoconazol na resolução da candidíase palatal em ratos. Um dos inconvenientes tanto com os imidazoles como com os triazoles é a recidiva frequente da doença após a recuperação clínica e a cessação do tratamento.

FLUCONAZOLE

Fluconazol, um novo agente antifúngico bis-triazol introduzido em 1990, demonstrou impedir a adesão de Candida às células epiteliais bucais em voluntários saudáveis. Está disponível como um comprimido sistémico administrado oralmente e como uma solução intravenosa. O aumento do pH gástrico não afecta a absorção do fluconazol e comporta menos risco de hepatotoxicidade, embora muitas das mesmas interacções medicamentosas sejam possíveis. O fluconazol é excretado principalmente através do rim e os efeitos secundários incluem náuseas, vómitos, dor abdominal e erupções cutâneas. Vários estudos relatam uma terapia eficaz com 50 mg por dia, 100 mg por dia, e 150 mg como dose única.

Sujeitos no braço profilático fluconazol de um ensaio controlado por placebo antifúngico mostraram melhorias de dermatofitoses como a tinea pedis, oncomicose e tinea cruris. Além disso, a profilaxia sistémica do fluconazol pode prevenir a candidíase esofágica e vaginal, criptococcemia, histoplasmose, e outras infecções fúngicas profundas.

Um estudo demonstrou que o fluconazol 100 mg por dia era eficaz no tratamento da candidíase oral e que havia mais tempo para recair nos participantes que recebiam fluconazol do que naqueles que recebiam coagrimazole [78].

De Wit et al num estudo aleatório, prospectivo e duplo-cego comparou a eficácia e toxicidade do cetoconazol (200 mg diários) com o fluconazol (50 mg diários) em 37 doentes com SIDA ou ARC. A cura clínica no final da terapia foi observada em todos os doentes tratados com fluconazol e 75% do grupo do cetoconazol, e as culturas foram negativas em 87% do grupo do fluconazol e 69% do grupo do cetoconazol. Um dos 18 doentes tratados com fluconazol e 4 dos 19 tratados com cetoconazol teve um aumento transitório de alanina ou transaminase de aspartato indicando afecção hepática. Concluíram que o fluconazol era mais eficaz do que o cetoconazol no tratamento de tordo oral entre os doentes com SIDA e CPA. A taxa de recaída, no entanto, foi elevada, tanto após o fluconazol como após a terapia com cetoconazol[79].

Foram feitos vários estudos utilizando diferentes regimes de tratamento para o fluconazol, variando entre 50 mg por dia durante alguns dias ou semanas e 400 mg administrados como dose única, e deduz-se que o regime de 50 mg por dia (terapia de dose única) de fluconazol durante um período de 2-3 semanas pode ser adequado para prevenir ou suprimir a candidíase oral em doentes infectados com VIH. De facto, 50 mg por dia é a dose recomendada pelos fabricantes de medicamentos para a candidíase oral. No entanto, ou a terapia de manutenção ou a terapia intermitente com fluconazol é essencial para prevenir recaídas após a interrupção do tratamento, embora alguns trabalhadores considerem que a terapia de manutenção não se justifica e que a terapia intermitente é adequada.

ITRACONAZOLE

Itraconazole é um novo agente antifúngico e está disponível como cápsula de 100 mg. Estudos demonstraram que o itraconazol 200 mg por dia é tão eficaz como o cetoconazol 200 mg por dia e tão eficaz como os troços de 10-mg de clotrimazol cinco vezes por dia no tratamento da candidíase oral. Aqueles que estavam a tomar itraconazol tiveram uma resposta mais rápida à terapia e um período mais longo antes da recidiva do que aqueles que estavam a tomar coágrimazole. Os níveis plasmáticos de itraconazol foram reduzidos em pessoas com SIDA quando comparados com os controlos, o que sugere que doses mais elevadas de itraconazol podem ser necessárias para um tratamento eficaz. Os efeitos secundários incluem náuseas, dores de cabeça, e resultados alterados de testes de função hepática[80].

Foram relatadas interacções medicamentosas com os azóis, quer devido a interferência na absorção do azole, quer devido a alteração das funções da enzima hepática. Uma lista parcial destas drogas inclui antiácidos, antagonistas dos receptores H2, sucralfate, fenitoína, rifampicina, ciclosporina, terfanidina, astemizol, e warfarina.

TRATAMENTO DA CANDIDÍASE ORAL POR SACCHAROMYCES CEREVISIAE

A levedura de cerveja, também conhecida como S. cerevisiae, é normalmente utilizada na cozedura e fermentação de bebidas alcoólicas; daí o nome comum. A levedura de cerveja é rica em nutrientes como crómio, vitamina B, proteínas, selénio, potássio, ferro, zinco e magnésio. A levedura de cerveja, juntamente com a sua espécie estreitamente relacionada Saccharomyces boulardii, é considerada um probiótico. Os probióticos são alimentos ou suplementos dietéticos que contêm organismos como bactérias ou leveduras, que proporcionam benefícios para a saúde humana. As bactérias e leveduras vivem naturalmente no nosso corpo, principalmente no tracto digestivo. Os probióticos contêm bactérias "boas" ou leveduras que mantêm o nosso aparelho digestivo a funcionar correctamente, assim como mantêm baixa a população de organismos nocivos ou "maus".

Num estudo feito por Mariappan Premanathan et al em 2010 sobre S. cerevisiae sobre candidíase oral em 15 pacientes pertencentes ao grupo verum (n = 10) e grupo placebo (n = 5). Todos os 10 pacientes do grupo verum recuperaram da candidíase oral em 2 a 3 dias, enquanto que no grupo placebo, foi um mínimo de 12 dias. Dois pacientes do grupo de verum não responderam ao tratamento antifúngico com miconazol, mas recuperaram no prazo de 3 dias após o tratamento com S. cerevisiae[81] .

ECHINOCANDINS

As equinocandinas são moléculas grandes de lipopeptídeos que inibem a síntese de 1, 3 d- glucano, que é um componente essencial da parede celular de muitos fungos mas está ausente nos mamíferos. A inibição de 1, 3 d-glucan sintase interfere com a síntese da parede celular fúngica, o que leva à instabilidade osmótica e à morte da célula fúngica. Caspofungina, micafungina e anidulafungina são os únicos agentes de equinocandinas aprovados para uso clínico. Uma dose de carga recomendada para a caspofungina é de 75 mg no dia 1, seguida de 50 mg/dia. [82]

TERAPIA FOTODINÂMICA

O PDT é uma técnica que utiliza um composto fotossensibilizador, activado num comprimento de onda específico da luz laser, para destruir a célula alvo através de oxidantes fortes, que causam danos celulares, lise de membrana e inactivação de proteínas. O PDT tem sido utilizado com relativo sucesso no campo da oncologia, nomeadamente em tumores de cabeça e pescoço. A PDT também tem demonstrado fotoeradicar várias bactérias, vírus e organismos fúngicos, incluindo C albicans. Há quase um século atrás, as características antibacterianas do corante azul de metileno (MB) fenotiazina foram descritas e atribuídas às suas propriedades fotodinâmicas. O próprio MB tem sido utilizado na prática médica há mais de 100 anos e é reconhecido como tendo uma toxicidade muito baixa dos tecidos. Os usos clínicos do MB incluem o tratamento da encefalopatia ifosfamida, da metemoglobinemia, da urolitíase e do envenenamento por cianeto. Além disso, 0,5% MB é normalmente utilizado para corar o esófago de doentes com antecedentes de esófago de Barrett e as lesões brônquicas/nódulos pulmonares de potenciais doentes com cancro do pulmão. O MB pode ser administrado a seres humanos por via oral ou intravenosa em doses elevadas sem quaisquer efeitos tóxicos (American Regent Laboratories, Inc, Shirley, NY). Além disso, o MB tem uma forte absorção em comprimentos de onda superiores a 620 nm, onde a penetração da luz nos tecidos é óptima. Devido à baixa toxicidade conhecida do MB, à sua utilização e aceitação no campo médico e ao seu potencial antimicrobiano fotoactivo, este corante é ideal para a avaliação do efeito na destruição de fungos. O mecanismo de destruição de fungos por PDT envolve a perfuração da parede celular e membrana com radicais de oxigénio induzidos por PDT, permitindo assim que o corante fotossensibilizante se transloque para a célula. Posteriormente, o corante fotodinâmico nos seus novos locais fotodaniza organelas internas como as mitocôndrias e induz a morte celular. É importante notar que este é um mecanismo de morte celular fúngica totalmente diferente do dos agentes antifúngicos. Por conseguinte, seria eficaz contra a Candida resistente ao azole.

Num estudo feito por M. C. Teichert, BA et al sobre o Tratamento da candidíase oral com fotodinâmica mediada por azul de metileno num murino imunodeficiente. Avaliaram a eficácia da utilização de diferentes concentrações do fotossensibilizador MB comercialmente disponível com PDT para o tratamento da candidíase orofaríngea resistente a azole num modelo de murino imunodeficiente que imitava a candidíase oral relacionada com a SIDA em seres humanos. A seguir, 0,05 mL de MB (87% MB; Sigma-Aldrich, St Louis, Mo) foi adicionado topicamente à cavidade oral de ratos experimentais nas seguintes concentrações: 250, 275, 300, 350, 400, 450, ou 500 pg/mL. Após uma espera de 10 minutos, os ratos foram submetidos a PDT com 664 nm de luz laser de díodo (Miravant Systems, Inc, Santa Barbara, Califórnia) com um difusor cilíndrico de 1 -cm (PDT Systems, Santa Barbara, Califórnia) a 275 J/cm de comprimento de fibra a 400 mW durante um tempo de 687,5 segundos Os resultados indicam um efeito dependente da dose MB. Concentrações de 250 a 400 pg/mL reduziram o crescimento fúngico mas não eliminaram os Candida albicans. Concentrações de MB de 450 e 500 pg/mL erradicaram totalmente os Candida albicans da cavidade oral, resultando em reduções de 2,5 log10 e 2,74 log10 para 0 respectivamente. Estes resultados sugerem que a terapia fotodinâmica mediada por MB pode potencialmente ser utilizada para tratar a candidíase oral em doentes imunodeficientes[83] .

CAPÍTULO 8

LEUKOPLAKA CABELUDO ORAL

A leucoplasia pilosa oral (OHL) foi descrita pela primeira vez em 1984 por Greenspan et al e é descrita como uma placa branca geralmente nas bordas laterais da língua em pacientes com o vírus da imunodeficiência humana (HIV) que mais tarde desenvolveram a síndrome da imunodeficiência adquirida (SIDA). Mais tarde, outros estudos confirmaram a OHL como um indicador precoce da infecção pelo VIH e revelaram que esta doença pode estar relacionada com a progressão para a SIDA. No entanto, a OHL não é exclusiva da infecção pelo VIH e pode estar associada a outros casos de pacientes imunodeficientes imunodeficientes. Raramente, indivíduos com um sistema imunitário normal podem ter leucoplasia cabeluda[84] .

A OHL foi vista e investigada em 1981 por Greenspan et al., a OMS publicou o relatório inicial da sua existência entre homens homossexuais em São Francisco em 1984. É um pouco menos comum nas mulheres do que nos homens, e é também raro nas crianças. Nas pessoas seropositivas, a OHL anuncia uma progressão mais rápida da SIDA. A incidência da OHL é de 20% nos indivíduos do CDC II, aumentando à medida que a contagem de CD4 diminui e o estado clínico dos pacientes se deteriora. Também aparece durante as fases finais de latência da infecção pelo VIH. Embora inicialmente postulada como patognomónica para a infecção pelo VIH, esta lesão foi subsequentemente notificada noutros estados de imunodeficiência, bem como em indivíduos imunocompetentes, por exemplo, entre os receptores de órgãos ou medula óssea e os que recebem terapia com esteróides de longa duração. As características histológicas da OHL mostram ondulação da superfície, espessamento da camada de células pickle (acantose) com grupos ou camadas de células balonares semelhantes a coilócitos, ausência de atipias e outras características de displasia, falta de infiltração de células inflamatórias no epitélio ou tecidos conjuntivos adjacentes (Greenspan et al., 1984). Estas características não são patogénicas da OHL. A presença de EBV é necessária para o diagnóstico definitivo da OHL, embora o diagnóstico presuntivo possa ser feito apenas na aparência clínica e na não resposta a medicamentos antifúngicos.

ETIOPATOGÉNESE

A leucoplasia capilar está fortemente associada ao vírus Epstein-barr e níveis baixos de $CD4^+$ T linfócitos. O medicamento antiviral, que previne a replicação do EBV, é curativo e dá um maior apoio ao EBV como factor etiológico.

Epstein, Barr e Achong em 1964 isolaram um vírus a partir de células linfoma cultivadas e deram-lhe o nome de vírus EB. Classificado como vírus Gamma Herpes e com uma estreita gama de hospedeiros, replicados em células linfoblastóides, são específicos para linfócitos T ou B e frequentemente causam infecção latente no tecido linfóide. Apenas humanos e algumas células B de primatas sub-humanos têm receptores (moléculas CD 21) para o vírus. Tal como com outros vírus do herpes, a infecção com o vírus EB leva à latência, reactivação periódica e persistência ao longo da vida[8] 5.

38

A patogénese da OHL está relacionada com a infecção das células epiteliais escamosas orais com o vírus Epstein-Barr (EBV). Foi demonstrada a ausência ou redução elevada de células de Langerhans na OHL. As células de Langerhans são as células imunitárias que apresentam antigénio e que são necessárias para uma resposta do sistema imunitário a uma infecção viral. Esta deficiência das células de Langerhans pode permitir a replicação do EBV. O HLP associado ao VIH caracteriza-se por uma redução acentuada na contagem de células de Langerhans por via oral, em comparação com o número de células do epitélio oral não envolvido do mesmo sujeito ou de sujeitos de controlo infectados com VIH. As células de Langerhans são antigénios dendríticos migratórios que apresentam células que residem normalmente em epitélio basal e suprabasal. O VIH infecta e replica-se em células orais de Langerhans, resultando na sua disfunção ou na sua perda franca do epitélio oral [86]. Dennis M. Walling et al em 2004 fizeram um estudo sobre o efeito da replicação do vírus Epstein-Barr em células de Langerhans na Patogénese da Leucoplasia Oral Cabeluda o seu estudo concluiu que a replicação oral do EBV epitelial diminui a contagem de células orais de Langerhans. A replicação EBV em HLP foi altamente correlacionada com a diminuição da contagem de células orais de Langerhans. A inibição da replicação EBV restabeleceu as contagens orais de células de Langerhans aos níveis de controlo normais, e o regresso da replicação EBV após o tratamento resultou num declínio recorrente nas contagens orais de células de Langerhans [87].

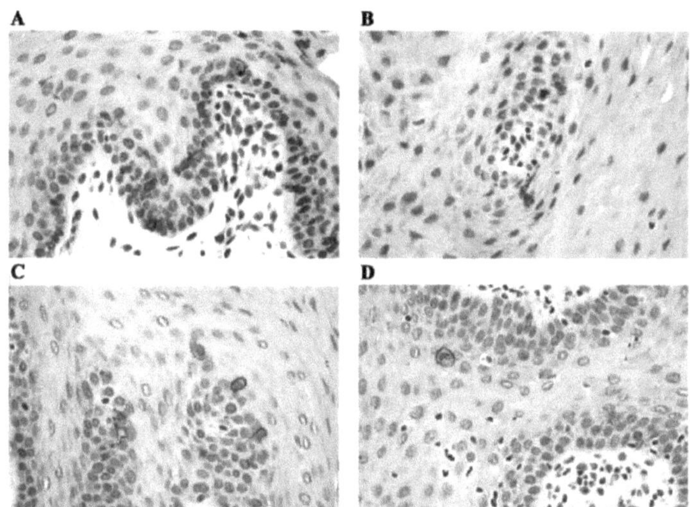

Células orais de Langerhans detectadas em epitélio basal e suprabasal lingual por coloração (castanho) para o antigénio CD 1a, em amostras de indivíduos infectados com HIV (ampliação original, 400_ para todas as fotomicrografias). *A*, espécime de biópsia de um sujeito de controlo sem leucoplasia pilosa (HLP) nem replicação do vírus Epstein-Barr (EBV), demonstrando numerosas células orais de Langerhans. *B, espécime* de biópsia do sujeito 2, que tinha replicação de HLP e EBV antes do tratamento com valaciclovir, demonstrando poucas células orais de Langerhans. *C, espécime de* biópsia do sujeito 2, após resolução HLP e sem replicação EBV durante o tratamento com valaciclovir, demonstrando o aumento da contagem de células orais de Langerhans. *D, espécime* da biópsia do sujeito 2, com replicação recorrente de HLP e EBV após tratamento com valaciclovir, demonstrando diminuição da contagem de células orais de Langerhans[87].

O vírus Epstein-Barr (EBV), um vírus de herpes humano ubíquo e potencialmente oncogénico, foi descoberto há 50 anos atrás numa linha de células linfóides cultivadas a partir de um linfoma de Burkitt). Desde essa altura, a latência e replicação do vírus foram intensamente estudadas em células B, que são facilmente infectadas e mantidas in vitro [88].

O epitélio da língua é um reservatório potencial para o EBV e que em pacientes fortemente imunocomprometidos o EBV pode passar do citoplasma para o núcleo com diferenciação crescente e ser aí coactivado durante a diferenciação terminal das células epiteliais na borda lateral e no dorso da língua.

Num estudo realizado por becker et al sobre a expressão de proteínas codificadas por genes transactivadores do vírus Epstein-Barr depende da diferenciação das células epiteliais na leucoplasia pilosa oral, o vírus Epstein-Barr (EBV) produto genético precoce imediato BZLF1 foi localizado por imunofluorescência indirecta ao citoplasma da camada epitelial basal na borda lateral e dorso da língua em doentes infectados pelo vírus da imunodeficiência humana e -seronegativos. A presença generalizada de BZLF1 na camada epitelial basal indicou que esta camada celular continha ADN EBV e foi provavelmente infectada directamente pelo EBV. A localização nuclear dos produtos genealógicos precoces e imediatos BZLF1, BHRF1, BRLF1, e BMLF1 foi limitada à leucoplasia pilosa oral em doentes seropositivos ao vírus da imunodeficiência humana e revelou uma co-distribuição com o antigénio capsid do vírus. Os resultados indicam que o epitélio da língua é um reservatório potencial para o EBV e que em doentes fortemente imunocomprometidos o EBV pode passar do citoplasma para o núcleo com diferenciação crescente e ser aí coactivado durante a diferenciação terminal das células epiteliais na borda lateral e no dorso da língua.

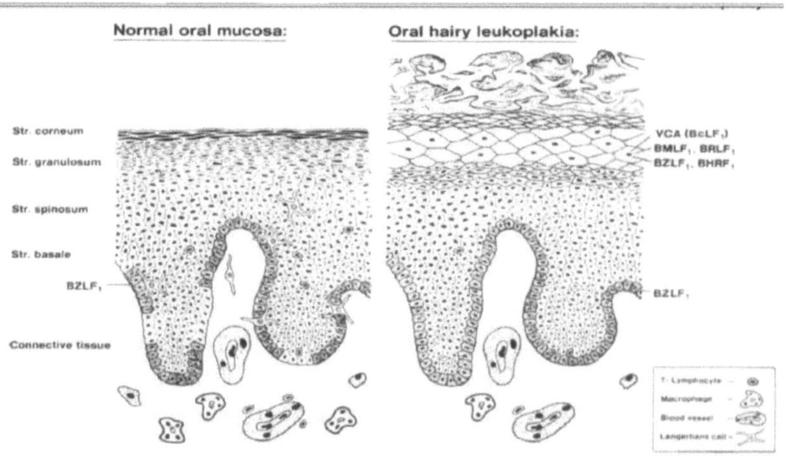

Em doentes seronegativos, BZLF1 foi localizado ao citoplasma da camada epitelial basal na borda lateral ou dorso da língua, com a imunomarcação mostrando como uma distribuição em forma de remendo e extensas áreas entre as células rotuladas permanecendo não manchadas. Em pacientes com OHL, observou-se fluorescência BZLF1 no citoplasma de quase toda a camada epitelial basal. A coloração nuclear para antigénios precoces e imediatos, bem como para proteínas estruturais de vírus (BcLF1, VCA) indica a limitação do ciclo lítico do EBV ao espinoceronte do estrato superior e aos queratinócitos sobrejacentes. Todas as proteínas examinadas revelaram uma distribuição de codistribuição nuclear neste local[89].

EPIDEMIOLOGIA

Os números da prevalência da leucoplasia cabeluda dependem do tipo de população investigada. Antes da era HAART, a prevalência era de 25%, valor que diminuiu consideravelmente após a introdução da HAART. Em doentes que desenvolvem SIDA, a prevalência pode atingir os 80%. A prevalência em crianças é menor em comparação com adultos e tem sido relatada na ordem dos 2%. A lesão é mais frequentemente encontrada nos homens, mas a razão desta dependência do género não é conhecida. Foi também observada uma correlação entre o tabagismo e a leucoplasia cabeluda.

CARACTERÍSTICAS CLÍNICAS

A OHL aparece clinicamente como uma lesão branca assintomática na borda lateral da língua, unilateral ou bilateralmente, com fronteiras imprecisas, uma superfície plana, ondulada ou peluda, que não é removida por raspagem. A aparência clínica típica é de dobras verticais brancas orientadas como uma paliçada ao longo das bordas da língua. Alguns pacientes podem apresentar sintomas, incluindo dor leve e alteração do paladar[90].

<u>LEUCOPLASIA CABELUDA ORAL</u>

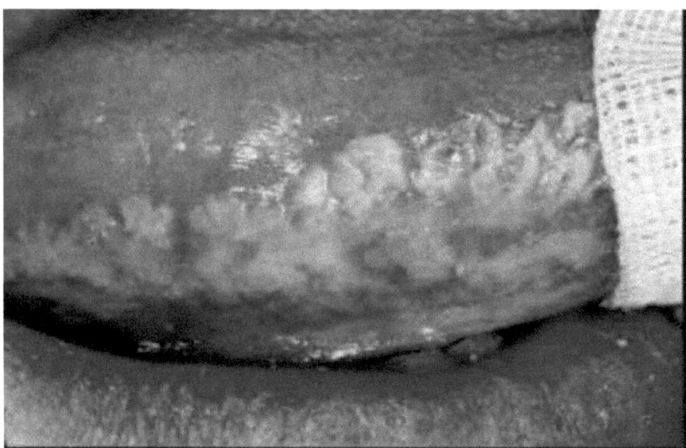

INVESTIGAÇÕES

O EBV pode ser identificado através de técnicas de microscopia electrónica, hibridação in situ, imuno-histoquímica e reacção em cadeia da polimerase. Como algumas destas técnicas são complexas, caras e requerem uma biopsia, a citologia esfoliante provou ser uma boa opção no diagnóstico da OHL. É um método simples, fiável e seguro que proporciona fácil acesso e produz resultados rápidos de uma forma não invasiva e não traumática.

HISTOLOGY

A hiperplasia epitelial com hiperparaceratose e acantose são características consistentes da OHL. A camada superficial espessada pode separar-se das células subjacentes, dando origem a projecções que produzem as dobras características ou "pêlos". Números variáveis de células inchadas, balonadas com núcleos pyknotic e halos perinucleares estão normalmente presentes na camada de células pickle e ocasionalmente na camada de células supra basais Estes coilócitos assemelham-se superficialmente aos da infecção por papilomavírus humano (HPV). No entanto, embora os núcleos das células infectadas com HPV sejam aumentados e hipercromáticos e o halo perinucleolar citoplasmático seja claro, os núcleos das células balonadas da OHL são pequenos e pálidos, e o citoplasma adopta um aspecto vítreo Nos doentes com OHL os queratinócitos vacuolados demonstram uma marginação característica da cromatina nuclear contra a membrana nuclear ("nuclear beading"). Esta característica histopatológica é altamente sugestiva da OHL e acredita-se que resulte de uma replicação desenfreada do EBV no núcleo, que desloca a cromatina para a margem nuclear. Além disso, três outras alterações nucleares foram descritas na OHL: uma eosinofílica central Cowdry tipo A com auréola; uma eosinofílica homogénea ou basofílica com aglomeração de cromatina marginal; e uma morfologia do tipo inclusão na qual os núcleos aparecem cinzentos de aço ou como vidro moído e a cromatina é marginada e aglomerada As hifas candidatas e os leucócitos que rodeiam as hifas são muito frequentemente observados nas lesões OHL. As colónias bacterianas estão normalmente presentes nas áreas paraqueratósicas. Há uma escassez ou ausência notória de células de Langerhans nas lesões OHL e o infiltrado de células inflamatórias na lâmina propria é escasso [91].

<u>TRATAMENTO</u>

A terapia antiviral sistémica geralmente consegue a resolução da lesão dentro de 1-2 semanas após a terapia. A terapia oral com aciclovir requer doses elevadas (800 mg 5 vezes por dia) para atingir níveis terapêuticos. O valaciclovir (1000 mg 3 vezes por dia) e o famciclovir (500 mg 3 vezes por dia) são medicamentos antivirais mais recentes com maior biodisponibilidade oral do que o aciclovir e podem ser doseados com menos frequência. Os medicamentos antivirais inibem a replicação produtiva do EBV mas não eliminam o estado latente da infecção. A leucoplasia cabeluda repete-se frequentemente várias semanas após a cessação da terapia antiviral [92].

Normalmente, a OHL não requer terapia específica, e quando indicada, a terapia destina-se a restaurar o conforto do paciente, eliminar a pilosidade, restabelecer o aspecto normal da língua por razões estéticas e remover nichos para bactérias, vírus (EBV) e fungos para evitar o estabelecimento de outras doenças orais. Os tratamentos propostos incluem cirurgia, terapia antiviral sistémica e gestão tópica. A leucoplasia capilar pode ser tratada com sucesso com medicamentos antivirais. A leucoplasia cabeluda não está relacionada com o aumento do risco de transformação maligna. As indicações clínicas para o tratamento com OHL incluem o restabelecimento das características normais da língua sem desenvolver uma resistência à EBV, bem como o desejo do paciente de melhorias estéticas ou a eliminação da OHL. O tratamento tópico é mais comummente recomendado para pacientes com OHL. É uma terapia barata e segura, fácil de aplicar, não invasiva, não produz efeitos adversos sistémicos e é eficaz durante um longo período de tempo.

VIOLET GENCIANO

A violeta genciana é um corante de trifenilmetano que foi sintetizado por Charles Lauth, em 1861, com o nome de "Violet de Paris". Churchman, em 1912, demonstrou a acção bacteriostática da violeta de genciana contra microrganismos Gram positivos *in vitro* e em modelos animais, bem como os efeitos antimicóticos deste agente contra múltiplas espécies de Candida. Desde então, vários estudos avaliaram as acções antibacterianas e antifúngicas da violeta de genciana.

As propriedades antivirais da violeta de genciana foram investigadas com base em provas de que os produtos virais EBV induzem a geração de oxigénio reactivo, e a violeta de genciana é um potente inibidor de espécies reactivas de oxigénio. (10) Dado que a violeta de genciana é bem tolerada, aprovada para uso humano e é um agente barato, Bhandarkar *et al* realizaram um estudo utilizando a violeta de genciana (2%) como tratamento tópico para a OHL num homem infectado pelo VIH. A violeta de genciana foi aplicada topicamente à lesão três vezes num período de um mês. Foi observada uma regressão completa da OHL num seguimento de um mês, e não houve recorrência da OHL um ano após o tratamento [93].

RETINOIDS

Retin-A é um agente desqueratinizante responsável pela modulação da presença de células de Langerhans na OHL. A aplicação local de 0,1% de vitamina A duas vezes por dia foi realizada em doze casos de OHL e a regressão das lesões foi observada após 10 dias. A aplicação diária de uma solução de tretinoína (Retin-A) durante 15 a 20 dias foi realizada em 22 pacientes, e 37 pacientes não receberam qualquer tratamento. A cicatrização da lesão foi observada em 69% dos pacientes tratados e a regressão espontânea foi detectada em 10,8% dos pacientes não tratados. A Retin-A é uma droga dispendiosa e causa uma sensação de ardor após uso prolongado [94].

PODOPHYLLIN

A podofilina é um extracto seco e alcoólico de rizomas e raízes de Podophyllum peltatum. É uma substância lipossolúvel que atravessa as membranas celulares e interfere com a replicação celular; esta substância é normalmente utilizada como agente de quimioterapia tópica. É barata, simples de aplicar, e eficaz durante um longo período de tempo. Embora a podofilina tenha um sabor muito amargo e desagradável, o paladar volta ao normal duas horas após a aplicação.

Os resultados de uma solução alcoólica de 25% de podofilina como terapia tópica para a OHL são significativos, especialmente na primeira semana após a aplicação. Gowdey et al avaliaram dez doentes infectados com OHL na língua e trataram um lado com uma única aplicação de resina podofilina tópica 25% de solução tópica. O outro lado foi utilizado como controlo. Os pacientes foram avaliados nos dias dois, sete, e trinta do estudo. Descreveram uma ligeira alteração do sabor, sensação de ardor e dor com uma curta duração. Houve regressão das lesões, especialmente no segundo dia após a aplicação. A dose geralmente aplicada em terapia tópica para OHL variou de 10 mg a 20 mg de podofilina. Esta dose não foi associada a efeitos adversos ou sistémicos; estes efeitos são observados após ingestão ou quando mais de 100 mg de podofilina são aplicados topicamente e não são removidos no prazo de 4 a 6 horas [95].

ACYCLOVIR

O aciclovir é um agente quimioterápico antiviral altamente eficaz contra o vírus do herpes simplex tipos I e II, EBV, Varicella zoster virus e citomegalovírus. Um estudo realizado utilizando creme de aciclovir para tratamento tópico foi feito por Ficarra *et al*. Os autores observaram a OHL em 23 de 120 pacientes seropositivos (19%), e encontraram uma resolução completa da OHL em dois pacientes e uma regressão parcial num paciente após aplicação tópica de creme de aciclovir[96] .

TERAPIA TÓPICA COMBINADA

Mariela Dutra Gontijo Moura et al fizeram um estudo, Um novo protocolo de tratamento tópico para leucoplasia pilosa oral com 25% de resina de podofilina com um creme de penciclovir (PP) a 1%, e para comparar a eficácia deste protocolo de tratamento tópico com a de 2 outros protocolos de tratamento tópico: uma resina de podofilina a 25% (P) e uma resina de podofilina a 25% com um creme de aciclovir a 5% (PA). O protocolo de tratamento PP provou ser eficaz; contudo, o protocolo de tratamento PA foi mais eficaz na taxa de cura clínica para OHL do que P e PP após a sexta semana de tratamento, e não se observou qualquer OHL recorrente no grupo de tratamento PA [97].

Os medicamentos antivirais tópicos podem ser utilizados em combinação com a podofilina, aumentando a eficiência do tratamento OHL. Após a desqueratinização das células epiteliais superficiais pela podofilina, o medicamento antiviral tópico actua sobre as células expostas e infectadas localizadas abaixo da superfície [90].

CRIOTERAPIA

A terapia ablativa também pode ser considerada para pequenas lesões de leucoplasia cabeluda.

A crioterapia tem sido relatada como bem sucedida mas não é amplamente utilizada [98].

CAPÍTULO 9
SARCOMA DE KAPOSI

O sarcoma de Kaposi, ou KS, é um cancro dos vasos sanguíneos que afecta principalmente a pele, a boca e as glândulas linfáticas. A doença pode também afectar o corpo internamente. Antes do início da epidemia de SIDA KS era bastante rara nos EUA, mas os seus sinais físicos distintos de doença rapidamente se tornaram um lembrete visível de que uma nova epidemia estava a surgir. Antes do uso de medicamentos contra o VIH, cerca de 1 em cada 5 pessoas com VIH tinha alguma forma de KS [99].

O Kaposi Sarcoma (KS) é uma proliferação vascular neoplásica multicêntrica e maligna caracterizada pelo desenvolvimento de nódulos cutâneos (na pele) vermelho-azulados, geralmente nas extremidades inferiores, mais frequentemente nos dedos dos pés ou pés, e aumentando lentamente em tamanho e número e espalhando-se para áreas mais proximais. Os tumores têm canais revestidos de endotélio e espaços vasculares misturados com agregados de tamanho variável de células fusiformes, e frequentemente permanecem confinados à pele e tecido subcutâneo, mas pode ocorrer envolvimento visceral (órgão do corpo) disseminado. Este tipo de tumor foi descrito pela primeira vez em 1872 pelo dermatologista Moritz Kaposi [99].

PATOGÉNESE DOS KS

As lesões de KS são compostas por uma população heterogénea de células que expressam uma variedade de perfis antigénicos, as células endoteliais de KS expressam tanto imunofenótipos linfáticos como vasculares. As lesões de KS testam positivo para CD-34, uma glicoproteína expressa no endotélio vascular sanguíneo[100] e C-kit, expressa tanto no endotélio vascular como no linfático. A evidência para expressão linfática das células endoteliais inclui positividade para D2- 40, um marcador altamente sensível e específico da glicoproteína podoplanina que não é expressa no endotélio vascular[101] . A opinião actual sugere que a infecção dos precursores celulares endoteliais pelo KSHV pode levar a uma cascata de eventos intracelulares conducentes a um estado hiperinflamatório, angiogénese, e diferenciação linfática. A patogénese do linfedema na SIDA-KS pode envolver inflamação local induzida pela citocina, proliferação induzida pelo KSHV de células endoteliais linfáticas, obstrução dos canais linfáticos, e alargamento dos gânglios linfáticos afectados. Não há consenso sobre se a KS representa uma verdadeira neoplasia maligna derivada da expansão monoclonal de uma única célula progenitora neoplásica; uma doença multicêntrica, reactiva, policlonal, angioproliferativa; ou ambas. Embora a natureza monoclonal das lesões nodulares avançadas que surgem em diferentes partes do corpo tenha sido demonstrada por vários investigadores, uma série de questões permanece por resolver. Estas incluem o curso variável das lesões KS, a ausência de características clássicas de malignidade, a raridade da metástase ou transformação anaplásica, ausência de anomalias citogenéticas mesmo com monoclonalidade estabelecida, e o potencial de regressão espontânea, particularmente com o início do HAART, tudo isto aponta para uma patogénese angioproliferativa reactiva induzida por vírus. Os defensores deste conceito argumentam que a disseminação do KS provavelmente resulta da proliferação multicêntrica de células endoteliais infectadas pelo KSHV em diferentes locais, em vez de uma verdadeira propagação metastática, como se esperava de um processo maligno. Embora as lesões precoces possam resultar de hiperplasia policlonal reactiva impulsionada por mediadores inflamatórios, a proliferação celular persistente também aumenta o risco de mutações que levam a um crescimento disregulado. A KS clinicamente agressiva pode potencialmente representar a transformação maligna de um subconjunto de células monoclonais dentro de lesões avançadas. Estudos futuros ajudarão a esclarecer se a KS representa uma neoplasia maligna ou uma hiperplasia inflamatória 2.[10]

<u>Factores de risco para o sarcoma de Kaposi</u>

Os seguintes factores podem aumentar o risco de uma pessoa desenvolver KS:

o **Etnicidade** - as pessoas de origem judaica ou mediterrânica, bem como os africanos equatoriais, têm um maior risco de desenvolver a KS

o **Género** - os homens, geralmente, têm um risco mais elevado de desenvolver sarcoma de Kaposi do que as mulheres

o **Herpes vírus humano 8 (HHV-8)** - este vírus pode causar o desenvolvimento do sarcoma de Kaposi. É também chamado o vírus do herpes sarcoma Kaposi (KSHV). A maioria das pessoas infectadas com HHV-8 não contraem o sarcoma de Kaposi - o cancro aparece mais frequentemente quando uma pessoa com HHV-8 também tem um sistema imunitário inferior. O vírus do herpes associado ao Kaposi sarcoma (KSHV) é o oitavo vírus do herpes humano; o seu nome formal de acordo com o Comité Internacional de Taxonomia de Vírus (ITCV) é HHV-8. Tal como outros vírus do herpes, o seu nome informal (KSHV) é usado indiferentemente com o seu nome ITCV. Este vírus causa o sarcoma de Kaposi, um cancro que ocorre normalmente em doentes com SIDA, bem como linfoma de efusão primária e alguns tipos de doença multicêntrica de Castleman.

o **Deficiência imunitária** - pessoas com VIH/SIDA e pessoas cujos sistemas imunitários são suprimidos devido ao transplante de órgãos têm um risco mais elevado de desenvolver sarcoma de Kaposi.

o **Actividade sexual** - Os homens homossexuais têm um risco mais elevado de HHV-8

Tipos de sarcoma Kaposi

Existem cinco (5) tipos principais de Kaposi Sarcoma (KS):

KS clássico - este tipo de KS é muito raro e normalmente só se encontra na pele, principalmente nas pernas e pés. É mais comum em homens mais velhos de origem judaica ou mediterrânica. É um cancro de crescimento lento e normalmente não causa quaisquer problemas. Nas fases iniciais, não necessita normalmente de tratamento. Se as lesões forem grandes e em áreas muito visíveis do corpo, o paciente pode ser submetido a radioterapia para se livrar dele. As opções de tratamento incluem o congelamento com azoto líquido ou a remoção cirúrgica.

Endémico ou KS africano - como o nome sugere, este tipo de KS encontra-se em partes de África, onde a infecção pelo HHV-8 é comum. O seu crescimento é mais rápido que o do KS clássico. É mais comum nos homens, mas mulheres e crianças de todas as idades podem desenvolvê-la. O médico tratará este tipo de KS da mesma forma que o KS clássico, mas pode usar quimioterapia se os outros tratamentos não funcionarem.

Transplante KS encontrado em pessoas com sistemas imunitários enfraquecidos - As pessoas que têm sistemas imunitários enfraquecidos ou danificados têm maior probabilidade de desenvolver este tipo de KS, por exemplo, pessoas que tenham tido uma operação de transplante de órgãos. Estas pessoas precisam de tomar medicamentos para impedir que o seu corpo rejeite o órgão doado. Estes medicamentos reprimem o sistema imunitário. Este tipo de KS é também muito raro. A redução ou mudança dos medicamentos imunossupressores melhora geralmente o sistema imunitário. Se isso não ajudar, pode ser necessário tratar a KS com radioterapia ou quimioterapia.

KS relacionada com a SIDA - este é o tipo de KS mais comum e de crescimento mais rápido. Se alguém tem SIDA, o sistema imunitário está enfraquecido. Isto aumenta o risco de desenvolvimento da KS. O tratamento para este tipo de KS depende de quão bem o paciente está e se está ou não suficientemente bem para lidar com os efeitos secundários do tratamento. A quimioterapia é utilizada para este tipo de KS. O paciente também pode receber interferão. [103]

Sarcoma de Kaposi não hepidémico - existe um tipo de KS não hepidémico que se desenvolve em homens homossexuais que não têm sinais ou sintomas de infecção por HIV. Este tipo de sarcoma de Kaposi progride lentamente, com o aparecimento de novas lesões de poucos em poucos anos. As lesões são mais comuns nos braços, pernas, e genitais, mas podem desenvolver-se em qualquer parte da pele. Este tipo de sarcoma de Kaposi é raro.

Para o sarcoma epidémico de Kaposi, não existe um sistema de encenação oficial; contudo, em 1988, o Grupo de Ensaios Clínicos da SIDA (ACTG) desenvolveu um sistema de encenação chamado sistema TIS. O ACTG é a maior organização de ensaios clínicos VIH no mundo e é financiado pelos Institutos Nacionais de Saúde.

O sistema TIS avalia:

o   O tamanho do tumor (Tumor, **T**)

o   O estado do sistema imunitário, que é medido pelo número de um tipo específico de glóbulo branco, chamado célula CD4, no sangue (Sistema Imunitário, **I**)

o   A propagação da doença ou a presença de doença sistémica relacionada com o VIH/SIDA (Doença Sistémica, **S**)

Dentro de cada uma das três partes do sistema, existem dois subgrupos: risco bom (0, zero) ou risco mau (1, um)[104] .

Table 1. TIS Staging Classification for AIDS-Related Kaposi Sarcoma (KS)		
	Good risk (all of the following)	**Poor risk** (any of the following)
Tumor (T)	Confined to skin and/or lymph nodes and/or minimal oral disease (nonnodular KS confined to palate)	Tumor-associated edema or ulceration Extensive oral KS KS of GI tract KS in other nonnodal viscera
Immune system (I)	$CD4^+$ cell count $\geq 200/\mu L$	$CD4^+$ cell count $< 200/\mu L$
Systemic illness (S)	No history of opportunistic infection or thrush "B" symptoms absent* Karnofsky performance status ≥ 70	History of opportunistic infection and/or thrush "B" symptoms present Karnofsky performance status < 70 Other HIV-related illness (eg, neurologic disease, lymphoma)

CARACTERÍSTICAS CLÍNICAS

Todas as formas de KS podem estar presentes na cavidade oral; no entanto, é mais provável que ocorram lesões orais com a variante epidémica da doença. A cavidade oral é o primeiro local clínico da doença em 22% dos doentes com KS, e até 71% dos doentes com HIV podem desenvolver KS oral em simultâneo com o envolvimento cutâneo e visceral. A KS oral pode também ser a indicação inicial de infecção por VIH não diagnosticada. Os locais orais mais frequentemente afectados incluem palato duro, gengival e língua dorsal. A KS oral pode apresentar-se como máculas solitárias, mutifocais, ou multicêntricas, placas, ou nódulos de diferentes tamanhos, variando de cor entre o vermelho profundo e o roxo-azulado. As lesões multifocais podem coalescer gradualmente em massas confluentes e exóticas que afectam a mucosa oral. A reabsorção do osso alveolar subjacente ao KS e à mobilidade dentária, KS intraósseo primário dos ossos da mandíbula, e o envolvimento das principais glândulas salivares também foram documentados. A KS oral pode causar destruição local dos tecidos, dor, sangramento, dificuldade com mastigação, ou interferência com o uso de próteses orais. O desenvolvimento de KS na cavidade oral também tem implicações prognósticas para os doentes seropositivos não tratados, que se verifica terem taxas de mortalidade mais elevadas do que os doentes afectados apenas por doenças cutâneas[10] 5.

O diagnóstico é frequentemente falhado em doentes afro-americanos devido à coloração da lesão. As lesões em progresso podem interferir com as funções normais da cavidade oral e tornar-se sintomáticas secundárias a traumas ou infecções.

O KS intra-oral ocorre na mucosa fortemente queratinizada, sendo o palato o local em mais de 90% dos casos relatados. No entanto, também foram relatadas lesões na gengiva, língua, e mucosa bucal. A pele deve também ser examinada para detectar lesões sempre que sejam descobertas lesões orais. A KS é especialmente comum entre os homens homossexuais e bissexuais e raramente é encontrada em mulheres infectadas pelo VIH.

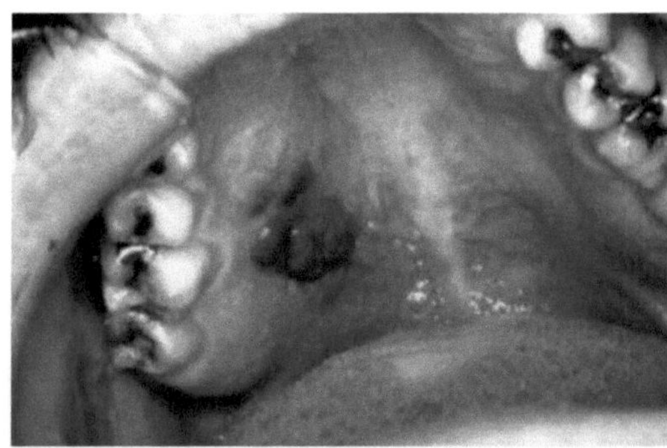

INVESTIGAÇÕES

O diagnóstico definitivo requer biópsia.

As lesões KS assemelham-se clinicamente a entidades vasculares e variam de cor entre o rosa e o roxo-avermelhado. Embora a descoloração mucocutânea seja uma característica clássica da KS, foram documentadas lesões orais isoladas não pigmentadas. O diagnóstico diferencial de lesões mucocutâneas clínicas inclui nevos, granuloma piogénico, angiomatose bacilar, hemangioma, angiossarcoma, e, quando afectam tecidos orais com osso, também melanoma, leucemia, e linfoma, bem como ampliações gengivais inflamatórias ou fibróticas, necessitando de avaliação histopatológica do tecido para um diagnóstico definitivo.

As características microscópicas da KS são diagnosticadas e partilhadas por todas as variantes da doença. Incluem uma abundância de células mononucleares inflamatórias e fusiformes proliferantes, canais vasculares mal definidos, hemorragia, e edema. A hemorragia pode resultar da
ausência de células musculares lisas conhecidas como pericíticos nos vasos sanguíneos recém-formados, causando fugas e extravasamento de eritrócitos. As características histopatológicas da KS tornam-se mais proeminentes com a progressão clínica desde o início da doença até à placa e forma nodular mais avançada da doença. Microscopicamente, isto manifesta-se como uma transição de vasos miniatura focalmente proliferativos para tumores como fascículos compostos principalmente de células fusiformes e rede vascular, bem como eritrócitos atípicos e extravasados. Nas lesões iniciais, o componente de células fusiformes pode ser esparso, levando a um diagnóstico errado da KS como uma lesão vascular benigna. Além disso, a angiomatose bacilar (BA) causada por Bartonella henselae, partilha características clínicas e microscópicas semelhantes com a KS precoce. A demonstração do agente etiológico por Warthin-Starry silver stain ou uma resposta terapêutica positiva à doxiciclina, no entanto, ajuda a excluir esta entidade infecciosa.

A identificação do ADN KSHV por reacção em cadeia da polimerase (PCR) ou imuno-histoquímica e a detecção do antigénio nuclear associado à latência do KSHV (LANA) foram propostas para diferenciação do KS de lesões clinicamente semelhantes.

O diagnóstico de KS num doente com estado de VIH desconhecido exige a avaliação da presença de infecção pelo VIH coexistente. Os doentes seropositivos com lesões sugestivas de KS devem receber uma biopsia diagnóstica para confirmação. O trabalho inicial para o estadiamento da SIDA-KS envolve um exame físico completo que inclui a avaliação da pele, cavidade oral e recto, bem como uma radiografia do tórax. Quando se suspeita de doença pulmonar ou gastrointestinal, as lesões podem ser visualizadas por broncoscopia ou endoscopia, respectivamente. A presença de sintomas adicionais ou resultados físicos e laboratoriais pode exigir outros trabalhos de diagnóstico. As características clínicas das lesões, tais como cor, características da superfície e, em particular, a presença de nodularidade e edema associado à KS também devem ser documentadas em cada visita. [106]

TRATAMENTO DO SARCOMA DE KAPOSI

PARA LESÕES ORAIS

O tratamento varia desde injecções localizadas de agentes quimioterápicos, tais como sulfato de vinblastina (0,2 mg/mL), até à remoção cirúrgica. A higiene oral deve ser salientada. A quimioterapia sistémica pode ser o tratamento de escolha para pacientes com sarcoma de Kaposi extra-oral e intra-oral.
O sarcoma de Kaposi é radiossensível, e a radiação pode ser paliativa para doenças regionais. A radioterapia fracionada (para um total de 25 a 30 Gy durante 1 a 2 semanas) pode ser fornecida para o sarcoma de Kaposi

oral. Se o sarcoma de Kaposi progredir para múltiplos locais, poderá ser necessária quimioterapia sistémica.

O tratamento do sarcoma de Kaposi pode ser difícil devido ao estado imunossuprimido de muitas das pessoas que são afectadas. Estas pessoas correm um risco elevado de infecções por procedimentos. O médico recomendará um tratamento baseado na saúde geral do paciente, bem como na localização das lesões, na sua extensão e no número de lesões existentes.

Geralmente, a maioria dos cancros são tratados por remoção física do tumor ou quimioterapia, radiação, ou uma combinação. Para pessoas com SIDA, os medicamentos anti-HIV são utilizados contra o vírus. Isto pode melhorar a saúde geral da pessoa e ajudar a tratar o sarcoma de Kaposi.

MEDICAÇÃO ANTI-VIRAL

Para melhorar a eficácia e superar a toxicidade associada à quimioterapia, novas abordagens terapêuticas centraram-se no controlo directo do KSHV para prevenção e tratamento do KSHV. Foram demonstrados medicamentos anti-herpes para reduzir a carga viral plasmática de KSHV e prevenir a KS em receptores de transplante seropositivos de KSHV. Verificou-se que os medicamentos anti-herpes ganciclovir e foscarnet reduzem o risco de KS em até 62% entre os indivíduos seropositivos. [107] Além disso, foi demonstrada uma diminuição na replicação da mucosa do KSHV com valganciclovir. Embora a eficácia limitada não apoie apenas o uso de medicamentos anti-herpes, a combinação de medicamentos anti-herpes com HAART oferece a promessa de diminuir a replicação de ambos os vírus, prevenir novas lesões, e ajudar a regredir as lesões já presentes.

INIBIDORES DA ANGIOGÉNESE

Outros esforços concentraram-se no desenvolvimento de novos inibidores para visar a angiogénese, VEGF, tirosina quinase, e metaloproteinases de matriz, todos os quais parecem desempenhar um papel na patogénese da KS 8.[10]

INF-alpha

INF-alpha, um agente imunomodulador com propriedades antivirais e angiogénicas, tem eficácia dose-dependente no tratamento da SIDA-KS quando administrado sistemicamente. Isto é particularmente evidente em doentes com função imunológica relativamente preservada, sem sintomas de linfoma como "B" e com lesões exclusivamente cutâneas.

Os inconvenientes, contudo, incluem hepatotoxicidade, sintomas de flulike, mielossupressão, e predisposição para infecções oportunistas. A terapia anti-retroviral concorrente com uma dose mais baixa de INF-alfa parece proporcionar resultados terapêuticos semelhantes para a SIDA-KS com menor toxicidade. A resposta terapêutica retardada torna o INF-alfa inadequado para o tratamento de KS 109 visceral rapidamente progressivo ou sintomático.

Para lesões cutâneas, alguns tratamentos possíveis são:

o Crioterapia - a crioterapia é um procedimento que utiliza nitrogénio líquido ou outros criogénicos para congelar tecidos. Em casos de sarcoma de Kaposi, um médico pode congelar as lesões para as destruir.

o Terapia locorregional - a terapia locorregional envolve a injecção directa de agentes quimioterápicos nas lesões do sarcoma de Kaposi.

o Se o sarcoma de Kaposi tiver avançado e afectar os órgãos internos, outras terapias poderão incluir:

o interferão: foi encontrado algum sucesso usando interferão de alta dose. A sua utilização é limitada a certas pessoas, no entanto, porque é um tratamento muito tóxico.

o quimioterapia: Como acontece com muitos cancros, a quimioterapia é uma opção no tratamento do sarcoma de Kaposi. Como este tratamento é sistémico (ou seja, afecta muitos sistemas do corpo) ou generalizado, muitos efeitos secundários podem ocorrer [110].

CAPÍTULO 10

ERITEMA GENGIVAL LINEAR

É definida como uma faixa eritematosa linear de gengiva marginal que difunde ou pontua o eritema da gengiva ligada. A prevalência do eritema gengival linear na população infectada pelo VIH varia de 0 a 49% [111].

O Eritema Gengival Linear apresenta-se como uma faixa vermelha persistente, distinta, intensa e ardente que se estende apicalmente de 2-3mm a partir da margem gengival livre. O eritema pode ser limitado ao tecido marginal, a gengiva ligada de forma pontiaguda ou difusa, ou pode estender-se até à mucosa alveolar. Estas alterações eritematosas são geralmente generalizadas, mas podem estar confinadas a poucos dentes. Ao contrário da gengivite marginal convencional, os dentes associados têm geralmente pouca ou nenhuma formação de placa bacteriana, sendo assim considerados como uma gengivite não induzida por placa bacteriana, particularmente porque o grau de eritema é desproporcionadamente intenso em relação à quantidade de placa bacteriana. A gengiva sangra facilmente com a escovação dos dentes ou com uma suave sondagem ou mesmo espontaneamente em alguns casos. No entanto, não existe qualquer ulceração. O LGE é geralmente visto pela primeira vez no decurso da infecção pelo VIH e pode ou não servir como um precursor para a necrotização da ulceração da periodontite. Estudos revelaram uma microbiota composta por Candida albicans, Porphyromonas gingivalis, Prevotella intermedia, Actinobacillus actinomycetemcomitans, Fusobucterium nucleatum e Campylobacter rectus [112]. Esta microflora é consistente com a da periodontite convencional.

A espécie Candida isolada de algumas lesões LGE, sugere o seu possível papel etiológico[113]. O uso de tabaco tem sido relatado para afectar a extensão da faixa gengival que é medida pelo número de locais afectados. A relação do LGE com a supressão imunitária severa é variável. Uma das principais características clínicas do LGE é a sua não-responsividade à escala convencional e ao aplainamento das raízes. O diagnóstico diferencial é a gengivite crónica convencional, uma condição gengival induzida por placas que responde à terapia periodontal convencional.

INTERACÇÃO HIV-HOSPEDAGEM NO PERIODONTAL AMBIENTE

A doença periodontal pode resultar de uma perda de regulação das respostas imunitárias à microbiota oral (Jotwani et al, 2001). No entanto, em doentes infectados com VIH, os mecanismos patogénicos envolvidos nas respostas imunitárias e na tolerância à mucosa oral na saúde e inflamação permanecem pouco claros e são necessários estudos para definir a interacção entre o hospedeiro imunocomprometido e os micróbios. Em geral, compreende-se mal como o VIH ou as células infectadas com VIH afectam o epitélio da mucosa oral e influenciam a imunidade inata e adquirida e como a resposta imunitária local ou sistémica alterada destes doentes contribui para a patogénese da doença periodontal (Alpagot et al, 2004; Challacombe e Naglik, 2006). Os microorganismos de biofilme subgengival têm a capacidade de activar células inflamatórias incluindo polimonucleares (PMN), linfócitos e macrófagos, que produzem mediadores inflamatórios e subsequentemente induzem a produção de MMPs e os seus inibidores. Sabe-se que, na doença periodontal, a maioria dos danos dos tecidos é causada pela resposta do hospedeiro (Lamster e Novak, 1992; Van Dyke e Serhan, 2003). Em doentes infectados pelo VIH com periodontite, também foi detectado um aumento de mediadores inflamatórios. Alpagot et al (2003) relataram que os níveis mais elevados de GCF de citocinas interferon-c (IFN-c) pró-inflamatórias estão associados à progressão da doença periodontal em doentes seropositivos, à semelhança dos relatórios para indivíduos não infectados pelo VIH com periodontite crónica[114] . Foram também encontrados níveis elevados de mediadores significativos da inflamação envolvidos na patogénese da doença periodontal como a prostaglandina E2 (PGE2), a transformação do factor de crescimento beta (TGFbl), a metaloproteinase de matriz -1 (MMP-1) no líquido cervicular gengival (GCF) de sítios de periodontite em doentes com VIH/SIDA e podem servir como factores prognósticos para a progressão da destruição de tecidos em adultos infectados com VIH

Após a introdução do HAART, a infecção por VIH é considerada como uma infecção crónica caracterizada pela persistência do vírus no hospedeiro infectado e, apesar dos níveis plasmáticos indetectáveis do VIH, a cessação da terapia resulta no reaparecimento viral em circulação (Chun et al, 1999). A persistência do vírus deve-se possivelmente a um nível muito baixo de replicação e secreção contínua do vírus por células infectadas de longa duração, indetectável por ensaios convencionais ou pela latência e silenciamento do VIH (revisto em Williams e Greene, 2007; Mok e Lever, 2008; Colin e Van Lint, 2009; Dahl et al, 2009). Até à data, foram identificados reservatórios do HIV-1 no aparelho reprodutivo, peito, pulmão, cérebro e aparelho gastrointestinal (Schrager e D'Souza, 1998) Por conseguinte, o papel dos factores imunitários orais e da doença periodontal na persistência da infecção pelo HIV, a possibilidade de transmissão oral e o ressurgimento da infecção pelo HIV, deve ser investigado.

A cavidade oral tem sido raramente notificada como um local de transmissão do VIH (Klein et al, 1988; Cohen et al, 2000; Jotwani et al, 2004; Cutler e Jotwani, 2006). Na saliva, o VIH está presente a níveis muito baixos (Spear et al, 2005) possivelmente devido a baixos níveis de macrófagos e linfócitos e a factores inibidores na saliva de doentes infectados com VIH. Vários factores de defesa do hospedeiro estão presentes na saliva, incluindo, a natureza hipotónica da saliva (Baron et al, 1999), inibidores endógenos do VIH, particularmente o inibidor secreto de leucócitos protease (SLPI) que bloqueia a infecção pelo VIH em vários sistemas de cultura de células (Shugars et al, 1999), mucinas salivares MUC5B e MUC7 que prendem e agregam o vírus e podem inibi-lo a 100% (Habte et al, 2006), anticorpos sIgA que neutralizam o VIH, peptídeos antimicrobianos como a e b-defensinas (Nakashima et al, 1993); Zhang et al, 2002; Mackewicz et al, 2003; Jotwani et al, 2004), histatinas (Groot et al, 2006) e lactoferrina. Parece que os factores inibidores podem actuar sinergicamente (Bolscher et al, 2002).

Recentemente, a actividade de citotoxicidade mediada por células (ADCC), uma parte importante da imunidade mediada por células, foi demonstrada na saliva (Kim et al, 2006). Além disso, foi demonstrado o estudo do possível efeito dos componentes microbianos no VIH, inibição da entrada do vírus por um domínio de ligação (HGP44) de P. gingivalis [116]

O HAART parece não afectar negativamente a defesa inerente do hospedeiro oral salivar em pacientes com disfunções imunitárias leves a moderadas. Em muitos estudos o RNA e o ADN do VIH foram detectados na saliva. Possíveis fontes de viriões infecciosos e DNA proviral do HIV-1 na saliva incluem soro e macrófagos e linfócitos contendo HIV da GCF, que é aumentado durante a infecção periodontal. Na maioria dos estudos, o VIH está presente na saliva dos doentes a níveis muito baixos, inferiores aos do sangue. [117]

Em relação aos tecidos gengivais, estudos demonstraram que as células dendríticas (DCs) e macrófagos nos receptores de lectina tipo C gengival expresso DC-SIGN (Dendriticcell- ICAM-3-grabbing non-integrins específicos, CD209), MR (receptores de manose, CD206) e Langerin (CD 207), que são alvos do VIH e de outros micróbios[118] .

A utilização destes receptores HIV poderia avançar através da diminuição da sinalização intracelular e da resposta imunitária eficaz e causar infecções crónicas que persistem por toda a vida. Contudo, estudos recentes mostraram que, durante a saúde, as células da lâmina própria expressam geralmente os receptores DC-SIGN e os receptores de manose, mas muito poucas células apresentam o CCR5 na sua superfície e nenhuma apresenta o CXCR4 co-receptores do VIH. No epitélio, as células não exprimem o CD4, mas sim a glicospingolipida-galactosilceramida (GalCer) e os receptores de Langerina propria. Os co-receptores de HIV CCR5 e/ou CXCR4 foram encontrados mais próximos da camada basal, longe das camadas associadas à superfície. Assim, na saúde, a baixa expressão de CCR5, e a expressão restrita de CXCR4 na mucosa oral sugerem um ambiente desfavorável para o vírus e isto pode desempenhar um papel significativo na resistência da gengiva à infecção pelo HIV-1[119] .

CARACTERÍSTICAS CLÍNICAS

Esta entidade aparece como uma faixa de 1-3 mm de eritema gengival marginal, muitas vezes com petéquias. Está tipicamente associada à ausência de sintomas ou apenas a uma leve hemorragia gengival e dor ligeira.

DIAGNÓSTICO

Critérios presuntivos: Uma faixa vermelha ardente distinta ao longo da margem da gengiva. A quantidade de eritema é desproporcionadamente intensa para a quantidade de placa vista. Não há ulceração e não há evidência de perda de bolsas ou apegos.

Critérios definitivos: Este é actualmente um diagnóstico clínico sem critérios definitivos. No entanto, uma característica da lesão é que não responde bem às medidas de higiene oral, e à remoção da placa dentária e cálculo[61] .

TRATAMENTO

Ao contrário da gengivite convencional, o eritema persiste frequentemente após uma simples profilaxia dentária. O enxaguamento oral com gluconato de clorexidina 0,12% reduz ou elimina frequentemente o eritema e requer tipicamente uma utilização profiláctica para evitar recidivas

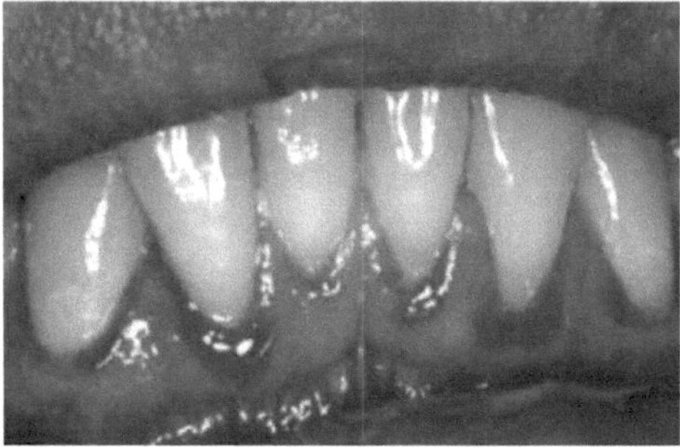

ERITEMA GENGIVAL LINEAR

CAPÍTULO 11
DOENÇAS PERIODONTAIS

Desde as primeiras descrições do VIH em 1981, um número considerável de investigações tem-se concentrado nas mudanças periodontais especificamente associadas à infecção pelo VIH. Relatórios anteriores incluíam formas invulgares e graves de doença periodontal em indivíduos infectados pelo VIH, particularmente entre os homossexuais do sexo masculino. Estas lesões variavam de gengivite grave a periodontite avançada e dolorosa caracterizada por hemorragia espontânea, exposição óssea e frequentemente sequestro ósseo seguido pela esfoliação de vários dentes Winkler et al., 1988). Uma incidência crescente de gengivite ulcerativa necrosante aguda (ANUG) também foi relatada em doentes seropositivos (Schiodt & Pindborg, 1987; Gornitsky & Pekovie, 1987). As doenças periodontais associadas ao VIH foram inicialmente classificadas em quatro grandes categorias: Gengivite associada ao VIH (HIV-G) (Winkler et al., 1988), periodontite associada ao VIH (HIV-P), ANUG e estomatite necrosante (NS) (Greenspan et al., 1990). Classificações posteriores propuseram que o termo "associado ao VIH" fosse abandonado em relação à doença periodontal porque as condições também se verificavam em populações não infectadas pelo VIH (Smith et al., 1993). O HIV-G é agora conhecido como eritema gengival linear (LGE), enquanto que o HIV-P é referido como periodontite ulcerativa necrotizante (NUP). Actualmente, o espectro das doenças periodontais associadas ao VIH inclui o eritema gengival linear, doenças necrosantes (NUG e NUP), e a periodontite crónica exarcabada. LGE, a gengivite necrotizante ulcerativa (NUG) e NUP são classificadas sob lesões fortemente associadas à infecção pelo VIH ((ECC/WHO, 1993; Armitage, 1999; Winkler et al., 1988). A periodontite exacerbada descrita nos doentes infectados pelo VIH não é, contudo, clinicamente distinguível da que ocorre em populações não infectadas pelo VIH (Robinson et al., 2002). As doenças periodontais associadas à infecção pelo VIH juntamente com algumas outras lesões orais têm importantes valores de diagnóstico, uma vez que podem alertar o dentista para a presença da infecção pelo VIH (ECC/WHO,1993; Robinson et al., 2002). O seu significado prognóstico deve-se à sua capacidade de prever uma deterioração do estado imunitário e a progressão do VIH para a SIDA (Robinson et al., 1998; Soubry et al., 1995; Glick et al., 1994a; Glick et al., 1994b). Soubry et al (1995) avaliaram 224 pessoas com doença periodontal necrosante. No total, 81% foram consideradas seropositivas. Quando comparada com a população em geral no seu ambiente, a prevalência do VIH era apenas 30%, o que era muito inferior.

GENGIVITE NECROTIZANTE (ULCERATIVA)

A gengivite ulcerativa necrotizante (NUG) é definida utilizando o critério de diagnóstico presuntivo (ECC/OMS, 1993) como a destruição de uma ou mais papilas interdentais. Na fase aguda da doença, a ulceração, necrose e sloughing podem ser acompanhadas de hemorragia e de um feto característico. A gengiva afectada pode ser extremamente dolorosa ou assintomática (Robinson et al., 1998). Os dentes anteriores e inferiores são frequentemente afectados (Robinson et al., 1998). A ulceração gengival pode ser limitada a um

56

único dente ou estender-se a várias áreas dos maxilares. A descrição clínica do NUG limita-se apenas a lesões envolvendo a gengiva sem qualquer perda de fixação periodontal. O NUG nas lesões associadas ao VIH representa o mesmo espectro da gengivite ulcerativa necrosante aguda (ANUG) observada em doentes sem infecção pelo VIH, mas em indivíduos infectados pelo VIH progride mais rapidamente (Winkler e Murray, 1987). Alguns dos organismos isolados das lesões NUG incluem Borrelia, cocos gram-positivos, estreptococos p- hemolíticos e *Candida albicans* (Reichart et al., 1987). O NUG tem sido associado à contagem de linfócitos CD4 esgotados em alguns estudos (Ceballos et al., 1996). No entanto, outros não conseguiram estabelecer esta associação (Barr et al., 1992).

ETIOLOGIA E FISIOPATOLOGIA

MICROBIOLOGIA

A etiologia precisa do ANUG não é conhecida, no entanto, acredita-se que seja uma infecção policrobiana, sendo o organismo implicado comensal normal da cavidade oral, no entanto quando a resistência local da área gengival humana se torna reduzida, o organismo torna-se patogénico. Vincent identificou borrelia vincentii (espiroqueta) e bacillus vincentii (fusiforme) microscopicamente como patognomónicos da lesão. Daí ser anteriormente conhecida como doença de Vincent. Contudo, o papel significativo destes organismos tornou-se duvidoso, uma vez que estas formas bacterianas estavam presentes sem excepção noutras lesões inflamatórias e na cavidade oral de indivíduos periodontalmente saudáveis.

Os principais organismos anaeróbicos implicados no ANUG são fusobacterium necrophorium, bacteriodes significenicus, prevotella intermedia, fusobacterum nucleatum, p.gingivalis assim como trepanoma e selemonas spps. Estas espécies de bacteróides produzem uma vasta gama de metabolismos destrutivos como colagenase, fibrinolysina, endotoxinas, sulfureto de hidrogénio, amoníaco indole, ácidos gordos capazes de degradar imunoglobulinas, bem como agentes complementares que também inibem a quimiotaxia neutrofílica.

O SISTEMA IMUNITÁRIO

Outra evidência para apoiar alterações na função imunológica como factor etiológico no ANUG é a elevada incidência do ANUG em doentes seropositivos. Os doentes seropositivos têm reduzido o número do subconjunto de células T auxiliares/indutoras T4 e rácios anormais de células T auxiliares/indutoras para suprimir as células T citotóxicas (rácio T4/T8). O ANUG é uma característica proeminente na SIDA, sendo 20,8 vezes mais provável que o ANUG tenha uma contagem CD4 inferior a 200 células/mm^3[120] .

CARACTERÍSTICAS CLÍNICAS

As lesões características são perfuradas, depressão tipo cratera na crista das papilas interdentais, estendendo-se subsequentemente à gengiva marginal e raramente à mucosa gengival e oral aderente. A superfície das crateras gengivais é coberta por uma lamela cinzenta pseudomembranosa, demarcada do resto da mucosa gengival por um eritema linear pronunciado. Em alguns casos, as lesões são desnudadas da superfície da pseudomembrana, expondo a margem gengival, que é vermelha, brilhante, hemorrágica. As lesões características podem destruir progressivamente os tecidos gengivais e periodontais subjacentes.

Hemorragia gengival espontânea ou hemorragia pronunciada após a mais leve estimulação são sinais clínicos característicos adicionais. Outros sinais são o odor fétido e o aumento da salivação.

BUZINA E ENCENAÇÃO DE COESÃO

Etapa 1. Necrose da ponta da papila interdentária (93%)

Etapa 2. Necrose de toda a papila (19%)

Etapa 3. Necrose estendendo-se até à margem gengival.(21%)

Etapa 4. A necrose estende-se também à gengival anexa. (1%)

Etapa 5. Necrose que se estende à mucosa vestibular ou labial (6%)

Etapa 6. Necrose expondo osso alveolar (1%)

Etapa 7. Necrose perfurante da pele da bochecha (0%)

De acordo com a fase 1 é NUG, a fase 2 pode ser NUG ou NUP, porque pode ter havido perda de ligação, as fases 3 e 4 corresponderiam ao NUP, as fases 5 e 6 à estomatite necrosante e a fase 7 seria noma[121] .

DIAGNÓSTICO

O diagnóstico é baseado em achados clínicos de dor gengival, ulceração e hemorragia. Um esfregaço bacteriano não é necessário ou definitivo porque o quadro bacteriano não é diferente do da gengivite marginal, bolsas periodontais, periodontite ou gengivostomatite herpética primária.

Critérios presuntivos: Destruição de uma ou mais papilas interdentais. Na fase aguda do processo, podem ser observadas ulcerações, necroses e sloughing, hemorragia imediata e feto característico.

Critérios definitivos: Este é um diagnóstico clínico sem critérios definitivos [61].

ADMINISTRAÇÃO

Sequência de tratamento

O tratamento do NUG deve seguir uma sequência ordenada de acordo com etapas específicas em três visitas clínicas

PRIMEIRA VISITA

Os objectivos da terapia inicial são reduzir a carga microbiana e remover o tecido necrótico ao ponto de se restabelecer a reparação e regeneração das barreiras teciduais normais. É aplicada uma anestesia tópica, e após 2 a 3 minutos as áreas são suavemente esfregadas com uma pastilha humedecida de algodão para remover a pseudomembrana e os resíduos de superfície não aderentes. Cada grânulo de algodão é utilizado numa pequena área.

A escalada subgengival e a curetagem estão contra-indicadas neste momento. As extracções e a cirurgia periodontal são adiadas até o paciente estar livre de sintomas durante 4 semanas, para minimizar a probabilidade de exacerbar os sintomas agudos.

Paciente com ANUG moderado a grave e outros sinais sistémicos são colocados num regime antibiótico de amoxicilina 500 mg por via oral por cada 6 horas durante 10 dias. Para doentes sensíveis à amoxicilina, outros antibióticos como a eritromicilina 500mg por cada 6 horas ou metronidazol 500 mg BD durante 7 dias.

SEGUNDA VISITA

1 ou 2 dias após a primeira visita, o paciente é revisto. A escala é realizada, se necessário.

TERCEIRA VISITA

Cinco dias após a segunda visita, o paciente é avaliado para a resolução dos sintomas. O doente deve estar essencialmente livre de sintomas. Os enxaguamentos bucais com peróxido de hidrogénio são descontinuados. Os enxaguamentos com clorexidina podem ser mantidos durante duas ou três semanas. A descamação e o aplainamento das raízes são repetidos se necessário[121].

PERIODONTITE NECROTIZANTE (ULCERATIVA)

A necrotizing ulcerative periodontitis (NUP) pode ser uma extensão do NUG em indivíduos infectados pelo VIH. Caracteriza-se pela perda de tecido mole resultante de ulceração ou necrose com destruição rápida da ligação periodontal e osso interproximal (EC-WHO 93, Winkler & Robertson, 1992). Inicialmente, a lesão manifesta-se com dor maxilar grave e profunda, necrose interproximal e cratera. Esta dor severa não é, contudo, uma característica consistente (Robinson et al., 1998; Masouredis et al., 1992). O osso pode então ser exposto, com subsequente necrose e sequestro, resultando no afrouxamento dos dentes (Umeizudike et al., 2011a). Há, portanto, provas radiográficas de perda óssea. Poucos dentes são afectados na maioria dos casos, tanto na região pré-molar como molar, mas a lesão pode ser mais generalizada em casos graves de NUP. Um fetor oris característico está normalmente presente. As bolsas profundas não são uma característica do NUP devido à extensa necrose gengival que frequentemente coincide com a perda de osso alveolar. A lesão pode sangrar na sondagem com 50% dos locais a sangrar espontaneamente (Winkler & Robertson, 1992). A maioria dos estudos relata um componente microbiano semelhante tanto nas lesões NUP associadas ao VIH como na periodontite crónica convencional (Glick et al., 1994b; Murray et al., 1989; Murray et al., 1991). Herpes-vírus humano, como o citomegalovírus, foram contudo identificados em algumas lesões NUP (Slot, 2004). Homossexuais e homens bissexuais parecem ter uma maior incidência de NUP em comparação com outros coortes de indivíduos seropositivos (Glick et al., 1994b). Vários estudos revelam uma associação entre o NUP e a progressão do VIH (Masouredis et al., 1992; Winkler et al., 1988). Foi também relatado que o NUP é um dos mais fortes preditores de supressão imunitária grave, caracterizado por baixa contagem de linfócitos CD4 (Glick et al., 1994a; Glick et al., 1994b). Os doentes com NUP podem, contudo, ter contagens de CD4 acima de 200 células/mm3, indicando que outros factores, como cargas virais elevadas, podem estar associados (Umeizudike et al., 2011a).

CARACTERÍSTICAS CLÍNICAS

Esta lesão periodontal única é caracterizada por dor óssea profunda generalizada, eritema significativo que está frequentemente associado a hemorragia espontânea, e rápida destruição progressiva da fixação periodontal e do osso. A destruição não é auto-limitada e pode resultar na perda de todo o processo alveolar na área envolvida. Esta lesão associada muito dolorosa afecta negativamente a ingestão oral de alimentos, resultando numa perda de peso significativa e rápida. Como a microflora periodontal não é diferente da observada em doentes saudáveis, a lesão resulta provavelmente da resposta imunitária alterada na infecção pelo VIH. Mais de 95% dos doentes com NUP têm uma contagem de linfócitos CD4 inferior a 200/mm^3 .

Critérios presuntivos: Periodontite caracterizada por tecido mole como resultado de ulceração ou necrose. Exposição, destruição ou sequestro de osso podem ser vistos, e os dentes podem ficar soltos. A dor pode ser uma característica proeminente.

Critérios definitivos: Este é um diagnóstico clínico sem critérios definitivos [61].

TRATAMENTO - FASE AGUDA

O objectivo do tratamento na fase aguda envolve a rápida eliminação da actividade da doença com alívio rápido da dor, para que o doente possa novamente ingerir alimentos sem sentir dor.

PERÓXIDO DE HIDROGÉNIO

O peróxido de hidrogénio 3% é utilizado para limpar áreas necróticas ou como enxaguamento oral (proporções iguais de 3% H2O2 com água). O efeito do oxigénio libertado nas bactérias anaeróbias é creditado pelos resultados bem sucedidos do tratamento.

GLUCONATO DE CLORHEXIDINA

O tratamento consiste em enxaguar duas vezes por dia com gluconato de clorexidina 0,12%.

METRONIDAZOLE

Metronidazol 500 mg oral 3 vezes por dia durante 10 dias [122] .

AMOXICILINA/ÁCIDO CLAVULÂNICO

Amoxicilina/ácido clavulânico (875/125 mg) de oito em oito horas durante 5 dias

Os pacientes com doenças periodontais necrosantes devem ser monitorizados diariamente até que os sintomas agudos tenham diminuído. A escalada subgengival e o aplainamento devem ser efectuados assim que as ulcerações tenham cicatrizado. Uma vez terminado o tratamento da fase aguda, inicia-se a fase de manutenção.

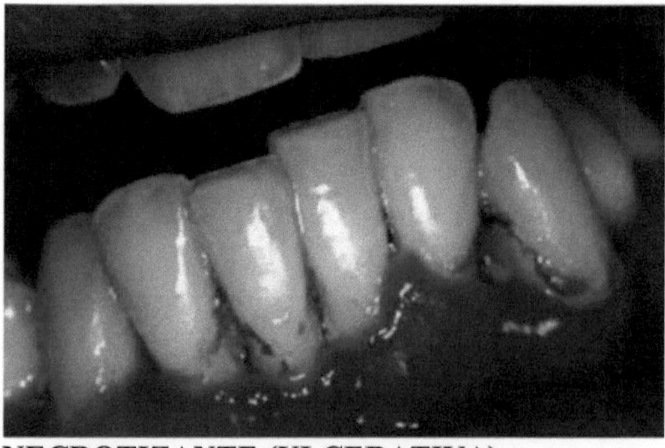

PERIODONTITE NECROTIZANTE (ULCERATIVA)

CAPÍTULO 12

LINFOMA NÃO HODGKINIANO

O linfoma não-Hodgkin (NHL) é um grupo heterogéneo de tumores malignos do sistema linfóide.(burkit) O linfoma não-Hodgkin (NHL) é o segundo tumor mais comum associado ao VIH e é geralmente visto em fases tardias com contagem de linfócitos CD4 inferior a 100/mm3. Tal como com o KS, a frequência deste tumor diminuiu com a introdução do ART; contudo, ainda é um tumor muito comum de indivíduos infectados pelo HIV no mundo em desenvolvimento.

CLASSIFICAÇÃO

O aspecto microscópico das células lesionais era utilizado no passado para classificar os tumores como linfocíticos ou histócicos. Com o desenvolvimento de técnicas imunológicas modernas, no entanto, sabe-se agora que muitas das lesões que tinham sido classificadas como histiocíticas eram de facto neoplasias compostas por linfócitos B transformados.

No início da década de 1980, um grupo de patologistas americanos concebeu um esquema de classificação, conhecido como a formulação de trabalho para uso clínico, que ainda pode ser remetido para os Estados Unidos. Com base nesta classificação, os linfomas foram amplamente agrupados em três categorias.

1. Nota baixa
2. Nota intermédia
3. Grau elevado

Muitas lesões que foram recentemente definidas não estão incluídas nesta classificação,

Assim, no início dos anos 90, foi seguida a classificação REAL (linfoma invertido europeu-americano).

A organização mundial de saúde reviu o seu sistema de classificação do linfoma para se conformar com uma versão ligeiramente modificada da classificação REAL[12] 3.

Classificação das Neoplasias Linfóides da Organização Mundial de Saúde

Neoplasias de células B

Precursor neoplasma de células B

Precursor de leucemia linfoblástica/linfoma B (precursor de leucemia linfoblástica aguda de células B)

Neoplasias de células B maduras (periféricas)

Leucemia linfocítica crónica de células B/linfoma linfocítico pequeno

Leucemia pro linfocítica de células B

Linfoma linfo-plasmático

Linfoma de células B da zona marginal esplénica (com ou sem linfócitos das vilas)

Leucemia das células pilosas

Mieloma de células plasmáticas/plasmacitoma

Linfoma extranodal da zona marginal de células B (com ou sem células B monocitóides)

Linfoma de célula B da zona marginal nodal (com ou sem células B monocitóides)

Linfoma folicular

Linfoma de células mantélicas

Linfoma difuso de grandes células B

Linfoma de Burkitt/Leucemia celular de Burkitt

Neoplasias de células T e de células NK

Precursor neoplasma de células T

Precursor linfoma linfoblástico/leucemia (precursor de leucemia linfoblástica aguda de células T)

Neoplasma maduro (periférico) de células T/NK

Leucemia pro linfocítica de células T

Leucemia linfocítica granular de células T

Leucemia agressiva das células NK

Linfoma de células T do adulto/leucemia (HTLV1)

Linfoma extranodal de células NK/T, tipo nasal

Linfoma de células T do tipo enteropatia

Linfoma de células T do delta gama-hepatosplénico

Linfoma paniculitico subcutâneo de células T

Mycosis fungoides/Síndrome de Sezary

Linfoma anaplástico de células grandes, T/nulo, tipo cutâneo primário

Linfoma periférico de células T, não caracterizado de outra forma

Linfoma angioimunoblástico de células T

Linfoma de grandes células anaplásicas, T/nulo, tipo sistémico primário

Ann Arbor Classificação de Encenação de Linfomas

*A classificação anual dos linfomas é usada rotineiramente para classificar a extensão da doença, e o índice prognóstico internacional tem sido usado desde 1993 para definir subgrupos prognósticos. os factores prognósticos do índice prognóstico internacional incluem idade >60 anos, estado de desempenho >2, desidrogenase láctica 1 * normal, locais extranodais >2, e fase 3 ou 4.*

Encenação clínica do linfoma de Hodgkin e do linfoma não Hodgkin

1. Envolvimento de uma única região de gânglios linfáticos ou estrutura de gânglios linfáticos (por exemplo, baço, timo, ou anel de walder)

2. Envolvimento de duas ou mais regiões de gânglios linfáticos do mesmo lado do diafragma

3. Envolvimento das regiões dos gânglios linfáticos em ambos os lados do diafragma.

4. Envolvimento disseminado (multifocal) de um ou mais órgãos linfáticos extra, com ou sem envolvimento dos gânglios linfáticos associados, ou envolvimento isolado de órgãos extralympáticos com envolvimento nodal distante (não regional).

Para as fases 1-3 sufixo E= envolvimento de sítio extranodal único contíguo ou proximal ao sítio nodal conhecido; sufixo S=envolvimento do baço.

Todas as fases divididas em A, sem sintomas, ou B, com febre (>38 graus C), suores encharcados, perda de peso (10% de peso corporal durante 6 meses)[71] .

Sistema de estadiamento Ann Arbor (Sistema de estadiamento revisto para linfomas nodais primários)

Um sistema de encenação é uma forma de os membros de uma equipa de tratamento do cancro resumirem a extensão da propagação de um cancro. O sistema de estadiamento Ann Arbor é mais frequentemente utilizado para descrever a extensão do linfoma não-Hodgkin em adultos.

As etapas são descritas por numerais romanos I a IV (1-4). Os linfomas que afectam um órgão fora do sistema linfático (um órgão extranodal) têm E adicionado ao seu estádio (por exemplo, estádio IIE), enquanto os que afectam o baço têm um S adicionado.

Etapa I

Um dos seguintes meios significa que a doença se encontra na fase I:

- O linfoma encontra-se em apenas 1 área de gânglios linfáticos ou órgão linfóide, como o timo (I).
- O cancro é encontrado apenas numa área de um único órgão fora do sistema linfático (IE).

Etapa II

Qualquer um dos seguintes meios significa que a doença se encontra na fase II:

- O linfoma encontra-se em 2 ou mais grupos de gânglios linfáticos do mesmo lado (acima ou abaixo) do diafragma (a banda fina de músculo que separa o peito e o abdómen).

Por exemplo, isto pode incluir nós na zona da axila e do pescoço, mas não a combinação de nós da axila e da virilha (II).

- O linfoma estende-se de *um* único grupo de gânglios linfáticos a um órgão próximo (IIE). Pode também afectar outros grupos de gânglios linfáticos do mesmo lado do diafragma.

Etapa III

Qualquer um dos seguintes meios significa que a doença se encontra na fase III:

- O linfoma encontra-se em áreas de gânglios linfáticos de ambos os lados (acima e abaixo) do diafragma.
- O cancro pode também ter-se espalhado por uma área ou órgão junto aos gânglios linfáticos (IIIE),

para o baço (IIIS), ou ambos (IIISE).

Etapa IV

Qualquer um dos seguintes meios significa que a doença se encontra na fase IV:

- O linfoma espalhou-se fora do sistema linfático para um órgão que não está bem ao lado de um nó envolvido.
- O linfoma propagou-se até à medula óssea, fígado, cérebro ou medula espinal, ou à pleura (revestimento fino dos pulmões).

Outros modificadores também podem ser utilizados para descrever a fase do linfoma:

Doença volumosa

Este termo é utilizado para descrever tumores no peito que tenham pelo menos um terço da largura do peito, ou tumores noutras áreas que tenham pelo menos 10 centímetros (cerca de 4 polegadas) de diâmetro. É normalmente designado pela adição da letra X ao palco. A doença volumosa pode necessitar de tratamento mais intensivo.

A vs. B

A cada etapa pode também ser atribuído um A ou B. A letra B é acrescentada (etapa IIIB, por exemplo) se uma pessoa tiver algum dos sintomas B listados abaixo:

- Perda de mais de 10% do peso corporal durante os 6 meses anteriores (sem dieta)
- Febre inexplicável de pelo menos 101,5°F
- Suores nocturnos de encharcar

Estes sintomas significam geralmente que a doença está mais avançada. Se uma pessoa tiver algum destes sintomas, é normalmente recomendado um tratamento mais intensivo. Se não houver sintomas B, a letra A é acrescentada à fase[124] .

CARACTERÍSTICAS CLÍNICAS:

O linfoma não-Hodgkiniano desenvolve-se mais frequentemente nos gânglios linfáticos, mas também são encontrados os chamados linfomas extra-nodais. Nos Estados Unidos, aproximadamente 20% a 40% dos linfomas desenvolvem-se em locais extra-nodais, mas em países asiáticos como a Coreia e o Japão, quase metade de todos os linfomas são extra-nodais.

Com a apresentação nodal, o paciente está normalmente consciente de uma massa de não-condenantes que tem vindo a aumentar lentamente durante alguns meses. A lesão envolve tipicamente uma colecção de gânglios linfáticos locais, tais como gânglios cervicais, axilares, ou inguinais; um ou dois nódulos livremente móveis são notados inicialmente. À medida que a malignidade progride, os nódulos tornam-se mais numerosos e ou fixos a estruturas adjacentes ou emaranhados juntos. Gradualmente, o processo envolve outros grupos de gânglios linfáticos, e ocorre a invasão dos tecidos normais adjacentes.

MANIFESTAÇÃO ORAL

No linfoma da cavidade oral aparece geralmente como uma doença extra nodal. Embora as lesões orais do linfoma sejam frequentemente um componente de doença mais amplamente disseminada, por vezes o linfoma começa nos tecidos orais e não se espalhou para outros locais. A malignidade pode desenvolver-se nos tecidos moles orais ou centralmente no interior dos maxilares. As lesões dos tecidos moles aparecem como inchaços difusos e não sensíveis.

O linfoma não-Hodgkin aparece como uma massa em rápido crescimento, menos comumente como uma úlcera ou placa, e mais comumente visto no palato ou na gengiva. O NHL pode ser indistinguível de massas causadas por KS ou outras doenças em doentes infectados com VIH. O linfoma não-Hodgkiniano aparece como massas de tecido mole com ou sem ulceração e necrose tecidual, geralmente envolvendo a mucosa gengival, palatal, e alveolar. A lesão pode parecer eritematosa ou arroxeada.

O exame histológico é essencial para o diagnóstico e a encenação. O prognóstico é pobre, com tempo médio de sobrevivência inferior a um ano, apesar do tratamento com quimioterapia multi-fármacos.

As manifestações orais da NHL incluem massas de tecido mole com ou sem ulceração e necrose tecidual, geralmente envolvendo a mucosa gengival, palatal, e alveolar.

DIAGNÓSTICO

Critérios presuntivos:

Um inchaço firme, elástico, frequentemente algo avermelhado ou arroxeado, com ou sem ulceração. A gengiva, a mucosa palatal e as fauces são locais de predilecção.

Critérios definitivos:

Aspecto histológico característico na biópsia, apoiado por investigações imunocitoquímicas ou biológicas moleculares apropriadas.

CARACTERÍSTICAS HISTOPATOLÓGICAS

Os linfomas não-Hodgkinianos são histopatologicamente caracterizados por uma proliferação de células de aparência linfocítica que podem apresentar graus variáveis de diferenciação, dependendo do tipo de linfoma. As lesões de baixo grau consistem em pequenos linfócitos bem diferenciados. As lesões de grau elevado são compostas por células menos diferenciadas. Todos os linfomas crescem como folhas infiltrativas e largas de células neoplásicas relativamente uniformes que normalmente mostram pouca ou nenhuma evidência de necrose do tecido lesional.

TRATAMENTO

O tratamento óptimo para a NHL associada ao VIH continua a não ser claro. No entanto, a gestão oral da NHL implica principalmente uma terapia sistémica com quimioterapia intensiva de alta dose e transplante autólogo de células estaminais; este último tratamento resultou em remissões completas sustentadas em doentes seleccionados com doença quimiossensível recorrente.

Os principais tipos de tratamento para o linfoma não-Hodgkin são:

* Quimioterapia
* Radiação
* Imunoterapia
* Terapia orientada
* Transplante de células estaminais

Em casos raros, a cirurgia também é utilizada.

Quimioterapia para linfoma não-Hodgkin

Durante anos o regime padrão de quimioterapia tem sido a quimioterapia com ciclofosfamida, doxorubicina, oncovina (vincristina), e prednisona (CHOP). Ensaios aleatórios controlados demonstraram que a adição de rituximab ao regime CHOP aumenta a taxa de resposta completa e prolonga a sobrevivência global e sem eventos em idosos com linfoma de grandes células B difusas. Os doentes com doença de fase limitada podem receber quimioterapia seguida de IFRT. No caso de linfomas agressivos e quimiossensíveis, a terapia de alta dose com suporte de células estaminais é o tratamento de escolha quando ocorre uma recaída.

Efeitos Secundários

Os quimioterápicos matam as células cancerosas, mas também danificam as células normais, causando efeitos secundários.

Os efeitos secundários exactos dependem do tipo e da dose dos medicamentos utilizados e do tempo que são tomados. Os efeitos secundários podem incluir o seguinte:

- Queda de cabelo
- Feridas da boca
- Perda de apetite
- Náuseas e vómitos
- Diarreia
- Maior probabilidade de infecção (a partir de uma baixa contagem de glóbulos brancos)
- Contusões ou hemorragias fáceis (devido à baixa contagem de plaquetas)
- Fadiga (de baixa contagem de glóbulos vermelhos)

A síndrome de lise tumoral pode ser um efeito secundário da quimioterapia. Ocorre quando muitas células cancerosas morrem num curto período, muitas vezes durante o tratamento com quimioterapia. Quando as células morrem, elas abrem-se e libertam o seu conteúdo para a corrente sanguínea. Este "resíduo celular" pode afectar os rins, o coração, e o sistema nervoso. Porque isto só acontece se muitas células morrerem ao mesmo tempo, é mais comum no primeiro ciclo de quimioterapia. Para prevenir este problema, o doente pode receber líquidos extra e certos fármacos.

REGIMES DE TRATAMENTO DO LINFOMA NÃO HODGKIN

(LINFOMA DIFUSO DE GRANDES CÉLULAS B)

Terapia de primeira linha

R-CHOP com RT (rituximab)

[Rituxan] + ciclofosfamida, [Cytoxan] + doxorubicina, [Adriamycin] + vincristina, [Oncovin] + prednisona) + radioterapia

DOSAGEM

Dia 1: Ciclofosfamida 750mg/m2 IV + doxorubicina 50mg/m2 IV bolus + vincristina 1,4mg/m2 IV bolus (dose máxima 2mg).

7 dias antes e Dias 1, 22, e 43: Rituximab 375mg/m2 IV.

Dias 3, 24, e 45: Prednisona 100mg por via oral durante 5 dias.

Repetir cada ciclo de 3 em 3 semanas durante 3 ciclos. A radioterapia começa 3 semanas após o último ciclo do R-CHOP.

R-CHOP (rituximab + ciclofosfamida + doxorubicina + vincristina + prednisona) Dia 1: Ciclofosfamida 750mg/m2 IV + doxorubicina 50mg/m2 IV + vincristina 1,4mg/m2 IV (dose máxima 2mg).

DOSAGEM

Dia 1: Rituximab 375mg/m2 IV.

Repetir cada ciclo de 3 em 3 semanas durante 8 ciclos.

Dias 1-5: Prednisona 40mg/m2 diariamente.

EPOCH dose-adjusted

(etoposida [Etopophos, VP-16] + prednisona + vincristina + ciclofosfamida + doxorubicina) + rituximab + metotrexato intratecal (IT) (MTX)

DOSAGEM

Dias 1-4: Etoposide 50mg/m2 contínuo IV + doxorubicina 10mg/m2 contínuo IV + vincristina 0,4mg/m2 contínuo IV.

Dia 1: Rituximab 375mg/m2 IV.

Dia 5: Ciclofosfamida 750mg/m2 IV.

Dias 1-5: Prednisona 60mg/m2 oralmente duas vezes por dia.

Dia 6: G-CSF 5mcg/kg SC diariamente até um ANC >5 X 109 /L acima do nível de nadir.

IT MTX: Dar para 6 doses.

Repetir o ciclo de 3 em 3 semanas durante 6 ciclos

Terapia de Primeira Linha para Pacientes com Função Ventricular Esquerda Fraca

RCDOP (rituximab + ciclofosfamida + liposomal doxorubicina (Caelyx) + vincristina + prednisona)

RCNOP (rituximab + ciclofosfamida + mitoxantrone (Novantrone) + vincristine + prednisone)

RCEOP (rituximab + ciclofosfamida + etoposida + vincristina + prednisona)[125,126] .

Radioterapia para linfoma não-Hodgkin

A radioterapia é o tratamento com raios de alta energia (tais como raios X) ou partículas para matar células cancerosas ou tumores encolhidos. A radiação dada por uma fonte exterior ao corpo (radiação de feixe externo) é a mais frequentemente utilizada para tratar linfoma não-Hodgkin (NHL). O tratamento é muito semelhante a um raio-x, mas a radiação é mais intensa. Obter tratamento com radiação é indolor e cada tratamento demora apenas alguns minutos, embora a preparação do paciente demore mais tempo. Na maioria das vezes, os tratamentos de radiação são dados 5 dias por semana durante várias semanas.

A radiação pode ser utilizada como o principal tratamento para linfomas encontrados precocemente, porque estes tumores respondem muito bem à radiação. Para linfomas mais avançados (de grau intermédio e alto) e para alguns linfomas que se propagam rapidamente, a radiação é por vezes administrada após a quimioterapia. A radiação também pode ser utilizada para aliviar os sintomas em órgãos como o cérebro e a medula espinal ou para diminuir a dor quando os tumores estão a pressionar os nervos. As pessoas que estão a receber um transplante de células estaminais podem receber radiação para todo o corpo juntamente com quimioterapia de alta dose para tentar matar células linfoma em todo o corpo. A radiação também pode ser administrada sob a forma de um medicamento em alguns casos

A radiação pode causar efeitos secundários, que podem variar com base na área a ser tratada.

Efeitos Secundários

* Alterações da pele que vão desde uma ligeira vermelhidão até à formação de bolhas e descamação
* Cansaço extremo (fadiga)
* Contagens de sangue baixas
* Estômago irritado (mais comum se a radiação for para a barriga)
* Vómito (mais comum se a radiação for para a barriga)
* Diarreia (mais comum se a radiação for para a barriga)

Muitas vezes estes problemas desaparecem depois de a radiação ter cessado.

Se a radiação é dada com quimioterapia, os efeitos secundários tendem a ser piores.

A radiação também pode causar efeitos secundários a longo prazo

Imunoterapia para linfoma não-Hodgkin

A imunoterapia é um tratamento que utiliza o sistema imunitário do paciente para combater o cancro. Há 2 formas principais de o fazer. O sistema imunitário do próprio paciente pode ser feito para funcionar melhor, ou o paciente pode receber versões feitas pelo homem das partes normais do sistema imunitário.

sistema para combater o cancro.

Radioimunoterapia, combinando a vantagem de um anticorpo monoclonal com a radiosensibilidade das células linfoma não Hodgkin. Trata-se de uma terapia de recidiva noval. Yttrium 90 ibritumomab tiuxetan e iodo 131 tositumomab são os dois primeiros radioimuno-conjugados actualmente disponíveis para uso clínico após falha após quimioterapia e/ou rituximab. Doses únicas de radioimunoterapia com qualquer um dos agentes, numa base ambulatória durante 1 semana produzem uma taxa de resposta global de 80%, com 20% dos doentes a obterem respostas duradouras, com o risco de mielossopressão reversível[71] .

Anticorpos monoclonais

Estas são versões artificiais dos anticorpos feitos pelo sistema imunitário para ajudar a combater as infecções. Em vez de atacarem germes, podem ser concebidos para atacar células linfoma. Muitos anticorpos monoclonais são agora aprovados como tratamentos para o linfoma. A maioria deles, como rituximab (Rituxan), ofatumumab (Arzerra®), obinutuzumab (Gazyva™), e alemtuzumab (Campath®) são anticorpos simples. Outros são anticorpos juntamente com algo mais ligado a eles para atacar as células cancerígenas. O Ibritumomab (Zevalin®), por exemplo, tem uma molécula radioactiva presa a ele. Brentuximab vedotin (Adcetris®) é um anticorpo monoclonal com um medicamento de quimioterapia ligado.

O Rituximab é o medicamento de imunoterapia mais utilizado no tratamento do linfoma não-Hodgkin. É frequentemente utilizado juntamente com quimioterapia, mas também pode ser utilizado por si só.

Os doentes recebem estes tratamentos como infusões intravenosas. Os efeitos secundários comuns são geralmente ligeiros e podem incluir arrepios, febre, náuseas, erupções cutâneas, cansaço, e dores de cabeça. Os anticorpos que têm substâncias radioactivas associadas também tendem a baixar a contagem sanguínea. Outra preocupação importante é que alguns destes podem causar infecções por hepatite adormecida a tornarem-se novamente activas.

Interferon

O interferão é uma proteína feita pelos glóbulos brancos para ajudar a combater as infecções. Alguns estudos sugerem que dar interferão feito pelo homem pode fazer com que alguns tipos de linfoma encolham ou parem de crescer. Os efeitos secundários deste tratamento podem incluir cansaço, febre, calafrios, dores de cabeça, dores musculares e articulares, e alterações de humor. Devido a estes efeitos secundários, o interferão não é utilizado com muita frequência.

Agentes imunomoduladores

Pensa-se que estes medicamentos funcionam contra certos cancros ao afectar partes do sistema imunitário, mas não é claro como funcionam exactamente. São por vezes utilizados para ajudar a tratar certos tipos de linfoma, muitas vezes depois de outros tratamentos terem sido experimentados. Ambos os agentes imunomoduladores utilizados para linfoma, a talidomida (Thalomid®) e a lenalidomida (Revlimid®), são mais frequentemente utilizados para tratar um cancro chamado mieloma múltiplo.

Os efeitos secundários comuns incluem baixas contagens sanguíneas, danos dolorosos nos nervos, e coágulos sanguíneos graves. A talidomida também pode causar sonolência, fadiga, e prisão de ventre grave. Uma vez que a talidomida causa defeitos congénitos graves se ingerida durante a gravidez, não deve ser usada por mulheres que estão ou podem ficar grávidas. O acesso à talidomida e à lenalidomida é rigorosamente controlado para evitar que as mulheres a tomem quando estão grávidas.

Terapia específica para tratar linfoma não-Hodgkin

Como os médicos aprenderam mais sobre as mudanças nas células que causam o cancro, puderam criar medicamentos mais recentes que visam precisamente estas mudanças. Estes medicamentos são frequentemente referidos como terapia orientada. Funcionam de forma diferente dos medicamentos quimioterápicos normais. Estes medicamentos incluem bortezomib (Velcade®), ibrutinib (Imbruvica®), e idelalisib (Zydelig®).

Transplante de medula óssea ou de células estaminais de sangue periférico para linfoma não-Hodgkin

Os transplantes de células estaminais são por vezes utilizados para tratar pacientes com linfoma que estão em remissão (ou seja, parecem estar livres de doenças após o tratamento) ou que tiveram o cancro de volta (recaída) durante ou após o tratamento.

Num transplante de células estaminais, os pacientes recebem doses mais elevadas de quimioterapia (quimioterapia) do que normalmente seria seguro. Por vezes, a radiação também é administrada. Este tratamento destrói a medula óssea, o que impede a produção de novas células sanguíneas. Normalmente, isto pode levar a infecções com risco de vida, hemorragias, e outros problemas devido à baixa contagem de células sanguíneas. Para contornar este problema, depois de terminada a quimioterapia (e por vezes o tratamento com radiação), o paciente recebe uma infusão de células estaminais formadoras de sangue para restaurar a medula óssea. As células estaminais formadoras de sangue são células muito precoces que podem produzir novas células sanguíneas. São diferentes das células estaminais embrionárias.

Aqui estão os principais tipos de transplantes de células estaminais.

Transplante de células estaminais autólogas: Para este tipo de transplante, as células estaminais formadoras de sangue provêm do próprio sangue do paciente ou, menos frequentemente, da medula óssea (antes do transplante). Este é o tipo de transplante mais comum utilizado para tratar linfoma, mas geralmente não é uma opção se o linfoma se tiver espalhado até à medula óssea ou ao sangue. Se isso acontecer, pode ser difícil obter uma amostra de células estaminais sem células do linfoma.

Transplante de células estaminais (alogénicas) doadoras: Nesta abordagem, as células estaminais provêm de outra pessoa. Os melhores resultados ocorrem quando o doador tem um tipo de tecido que está muito próximo do do paciente. Muitas vezes isto significa um parente próximo como um irmão ou irmã.

Alguns exemplos de combinações de drogas usadas para tratar linfoma não-Hodgkin

R-CHOP: rituximab (Rituxan®) mais ciclofosfamida, doxorubicina (hidroxidoxorubicina), Oncovin® (vincristina), prednisona

R- ou F-CVP: Rituxan ou fludarabina, mais ciclofosfamida, vincristina, prednisona

R-HCVAD: Rituxan, ciclofosfamida, vincristina, Adriamycin® (doxorubicina), dexametasona, alternando com R-MTXARAC: Rituxan, metotrexato-citarabina **B-R:** Bendamustine, rituximab

DHAP: Dexametasona, citarabina de alta dose, cisplatina

ICE: Ifosfamida, carboplatina, etoposida

ABORDAGENS DE INVESTIGAÇÃO

Há ensaios clínicos para doentes recém-diagnosticados e para doentes com doença recidivante ou refractária. Estão em estudo várias abordagens em ensaios clínicos para o tratamento de doentes com NHL.

O agente quimioterápico **bendamustina** (Treanda®), aprovado para leucemia linfocítica crónica (CLL) e NHL indolente recidivelmente recidivante, está a ser estudado em linfoma de células do manto recentemente diagnosticado, com **rituximab** (Rituxan®) e lenalidomida (Revlimid®).

Bortezomib (Velcade®), um medicamento chamado "inibidor do proteasoma" que é aprovado para tratar pacientes com linfoma de células mantélicas que receberam pelo menos uma terapia prévia, está agora a ser investigado quanto à eficácia como parte do tratamento inicial do linfoma de células mantélicas. Os investigadores também estão a explorar a utilização de **Velcade** em combinação com outros agentes, tais como **Treanda** e **lenalidomida** (Revlimid®).

Os agentes chamados **"inibidores de histone deacetylase (HDAC)"** são uma classe de drogas que abordam as alterações "epigenéticas" no ADN. Um inibidor HDAC, **vorinostat** (Zolinza®), que controla a forma como o ADN é regulado, é aprovado para tratamento de pacientes com linfoma cutâneo de células T que tenham doença progressiva, persistente ou recorrente em ou após tratamento com duas terapias sistémicas. Este agente está agora a ser estudado para tratar o linfoma de células T e de células B, tanto isoladamente como em combinação com outros medicamentos.

O medicamento imunomodulador **Revlimid** está a ser estudado como tratamento para linfoma difuso de grandes células B, linfoma de células do manto, linfoma folicular e leucemia linfocítica crónica (CLL).

A terapia com anticorpos monoclonais **yttrium-90-ibritumomab tiuxetan** (Zevalin®) foi aprovada para linfomas de baixo grau recaídos e para doentes com NHL folicular previamente não tratados que alcançam uma resposta parcial ou completa à quimioterapia de primeira linha. A eficácia deste agente está agora a ser estudada no novo tratamento do linfoma, como terapia para linfoma indolente recentemente diagnosticado, como terapia para formas agressivas de NHL em combinação com ou seguindo outros regimes medicamentosos e como parte de programas de terapia de altas doses juntamente com transplantes autólogos de células estaminais.

Ofatumumab (Arzerra®) é um anticorpo monoclonal aprovado para CLL recaída e está agora a ser estudado em ensaios clínicos em várias combinações para o tratamento de leucemia linfocítica crónica, linfoma difuso de grandes células B e linfoma folicular.

Pralatrexate (Foloytn®), aprovado para vários subtipos de linfoma de células T, está a ser estudado em combinação com outros medicamentos de quimioterapia. O pralatrexato é um tipo de quimioterapia que interrompe processos nas células que são necessárias para a replicação celular. Há vários outros fármacos em investigação que visam vias de sinalização dos receptores de células B dentro das células do linfoma. Alguns destes fármacos incluem

Everolimus, um inibidor de mTOR, está a ser estudado em combinação com outros tratamentos para NHL previamente tratada.

Ibrutinibe (Imbruvica), um inibidor BTK que está a ser estudado em doentes com linfoma CLL/SLL previamente tratados e em doentes com linfoma de células do manto.

Idelalisib, um inibidor oral do delta PI3K, que está a ser estudado para o tratamento de pacientes com NHL indolente que é refratária ao Rituxan e a um agente alquilante contendo quimioterapia. Este fármaco está a ser desenvolvido como um único agente e em combinação com outra terapia.

Temsirolimus, um inibidor de mTOR, está actualmente a ser estudado em combinação com outros tratamentos para NHL previamente tratados.

VACCINAS

Os cientistas estão a desenvolver vacinas que estimulam o sistema imunitário para combater e suprimir o crescimento de células linfoma. Ao contrário das vacinas clássicas, não previnem a doença; mas se usadas durante a remissão, estimulam o sistema imunitário a atacar as células do linfoma residual e impedem-nas de causar uma recaída [127].

Cirurgia para linfoma não-Hodgkin

A cirurgia pode ser feita para obter uma amostra de tecido (biopsia) para descobrir o tipo de linfoma, mas não é frequentemente utilizada para tratar linfoma não-Hodgkin (NHL). Em casos raros, a cirurgia pode ser utilizada para tratar linfomas que começam em órgãos como o baço, o estômago, ou a tiróide e que não se tenham espalhado para além destes órgãos. Para linfomas que se encontram apenas num local, o tratamento por radiação é mais comum do que a cirurgia.

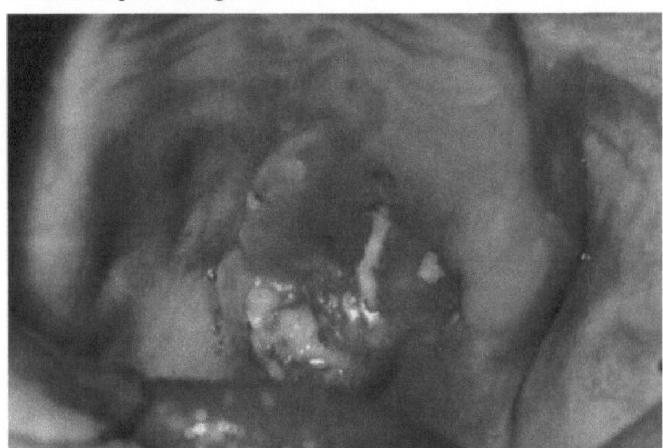

LINFOMA NÃO HODGKINIANO

CAPÍTULO 13

TRATAMENTO DO VIH/SIDA
ARTE EM ADULTOS E ADOLESCENTES

Os medicamentos anti-retrovirais são medicamentos para o tratamento de infecções por retrovírus, principalmente VIH. Diferentes classes de medicamentos anti-retrovirais actuam em diferentes fases do ciclo de vida do VIH. Estes medicamentos actuam em várias fases do ciclo de vida do VIH no corpo e funcionam através da interrupção do processo de replicação viral. Teoricamente, os fármacos ARV podem actuar de qualquer uma das seguintes formas durante as diferentes fases de replicação viral. Estas incluem:

(i)   Ligação em bloco do VIH a células-alvo (inibidores de fusão)

(ii)   Bloqueio de clivagem viral do RNA e um que inibe a transcriptase reversa (inibidores da transcriptase reversa)

(iii)   Bloquear a enzima, integrase, que ajuda na incorporação do ADN proviral no cromossoma da célula hospedeira (inibidores da integrase)

(iv)   Bloquear o ARN para impedir a produção de proteínas virais

(v)   Bloquear a protease enzimática (inibidores de protease)

(vi)   Inibir a germinação de vírus a partir de células hospedeiras

Iniciação do ART baseado na contagem de CD4 e encenação clínica da OMS

Adultos e adolescentes infectados pelo VIH (incluindo mulheres grávidas)

Etapa Clínica da OMS

Estágio clínico I e II -

Iniciar ART se CD4 < 350 células/mm3

Estágio Clínico III e IV

Iniciar o ART independentemente da contagem de CD4

Para doentes co-infectados com VIH e tuberculose

Pacientes com co-infecção VIH e tuberculose (Pulmonar/ Extra-Pulmonar)

Iniciar o ART independentemente da contagem de CD4 e do tipo de tuberculose (Iniciar primeiro o ATT, iniciar

ART o mais cedo possível entre 2 semanas a 2 meses quando o tratamento da tuberculose é tolerado)

Para doentes co-infectados com VIH e Hepatite B e C

Co-infecção VIH e HBV / HCV - sem qualquer evidência de actividade crónica

Hepatite

Iniciar ART se CD4 < 350 células/mm3

Co-infecção VIH e HBV / HCV - Com provas documentadas de actividade crónica

Hepatite

Iniciar o ART independentemente da contagem de CD4

CLASSES DE DROGAS DISPONÍVEIS

Nucleoside reverse transcriptase inhibitors (NRTI)	Non-nucleoside reverse transcriptase inhibitors (NNRTI)	Protease inhibitors (PI)
Zidovudine (AZT/ZDV)*	Nevirapine* (NVP)	Saquinavir* (SQV)
Stavudine (d4T)*	Efavirenz*(EFV)	Ritonavir* (RTV)
Lamivudine (3TC)*	Delavirdine (DLV)	Nelfinavir* (NFV)
Didanosine (ddl)*	Fusion inhibitors (FI)	Amprenavir (APV)
Zalcitabine (ddC)*	Enfuviritide (T-20)	Indinavir* (INV)
Abacavir (ABC)*	Integrase Inhibitors	Lopinavir/Ritonavir (LPV)*
Emtricitabine (FTC)	Raltegravir	Foseamprenavir (FPV)
(NtRTI)	CCR5 Entry Inhibitor	Atazanavir (ATV)*
Tenofavir (TDF)*	Maraviroc	Tipranavir (TPV)
* Available in India		

REGIMES DE TERAPIA ANTI-RETROVIRAL

Actualmente, o programa nacional fornece as seguintes drogas/ combinações para regimes de primeira linha

(i)   Zidovudina (300 mg) + Lamivudina (150 mg)

(ii)   Tenofovir (300mg) + Lamivudina (150 mg)

(iii)   Zidovudina (300 mg) + Lamivudina (150 mg) + Nevirapina (200 mg)

(iv)   Efavirenz (600 mg)

(v)   Nevirapina (200 mg)

PRINCÍPIOS PARA A SELECÇÃO DO REGIME DE PRIMEIRA LINHA

1. Escolher 3TC (Lamivudine) em todos os regimes
2. Escolha uma NRTI para combinar com 3TC (AZT **ou** TDF)
3. Escolher um NNRTI (NVP **ou** EFV)

Regime Revisto de ARTE NACO 2012

Regimen I	Zidovudine + Lamivudine + Nevirapine	First line Regimen for patients with Hb ≥9 gm/dl and not on concomitant ATT
Regimen I (a)	Tenofovir + Lamivudine + Nevirapine	First line Regimen for patients with Hb <9 gm/dl and not on concomitant ATT
Regimen II	Zidovudine + Lamivudine + Efavirenz	First line Regimen for patients with Hb ≥9 gm/dl and on concomitant ATT

Regimen I	Zidovudine + Lamivudine + Nevirapine	First line Regimen for patients with Hb ≥9 gm/dl and not on concomitant ATT
Regimen I (a)	Tenofovir + Lamivudine + Nevirapine	First line Regimen for patients with Hb <9 gm/dl and not on concomitant ATT
Regimen II	Zidovudine + Lamivudine + Efavirenz	First line Regimen for patients with Hb ≥9 gm/dl and on concomitant ATT
Regimen II (a)	Tenofovir + Lamivudine + Efavirenz	First line Regimen for patients with Hb <9 gm/dl and on concomitant ATT First line for all patients with Hepatitis B and/or Hepatitis C co-infection First line Regimen for pregnant women, with no exposure to sd-NVP in the past
Regimen III	Zidovudine + Lamivudine + Atazanavir/ Ritonavir	Regimen for patients on AZT Containing first line regimen, who develop toxicity to both NVP and EFV Also Second line regimen for those who are on TDF containing first line regimen if Hb ≥ 9 gm/dl
Regimen III(a)	Zidovudine + Lamivudine + Lopinavir / Ritonavir	For patients of Regimen III who develop severe Atazanavir toxicity First line regimen for patients with HIV-2 infection with Hb ≥ 9 gm/dl
Regimen IV	Tenofovir + Lamivudine+ Atazanavir/ Ritonavir	Second line regimen for those who are on AZT/d4T containing regimen in the first line. Also for patients on TDF containing first line regimen who develop toxicity to both NVP and EFV
Regimen IV (a)	Tenofovir + Lamivudine+ Lopinavir/ Ritonavir	For patients on Regimen IV who develop severe Atazanavir toxicity First line Regimen for patient with HIV 2 infection with Hb < 9 gm/dl First line Regimen for all women exposed to sd-NVP in the past
Regimen V	Stavudine+ Lamivudine+ Atazanavir/ Ritonavir	Second line for those who are on TDF containing regimen in the first line if Hb < 9 gm/dl
Regimen V(a)	Stavudine+ Lamivudine+ Lopinavir/ Ritonavir	For patients on Regimen V who develop severe Atazanavir toxicity

Escolha de NRTIs

NRTI	Advantages	Disadvantages
3TC	Good safety profile, non-teratogenic Once daily Effective against hepatitis B Widely available, including In FDCs	Low genetic barrier to resistance
FTC**	An alternative to 3TC Good safety profile Same efficacy as 3TC against HIV and hepatitis B and the same resistance profile	No added advantage over 3TC except as daily dose Can be used as once-a-day dose in combination with TDF and EFV.(i.e. reduced pill burden and dosing schedule)
TDF*	Good efficacy, safety profile Once daily regimens Metabolic complications, such as lactic acidosis and lipoatrophy, are less common than with d4T	Renal dysfunction has been reported Safety in pregnancy not established Adverse effects on foetal growth and bone density reported Limited availability at SACS on case-to-case basis
AZT	Generally well tolerated Widely available, including in FDCs Metabolic complications less common than with d4T	Initial headache and nausea Severe anaemia and neutropenia Haemoglobin monitoring recommended
ABC**	Good efficacy profile Once daily Causes the least lipodystrophy and lactic acidosis	Severe hypersensitivity reaction in 2-5% of adults
D4T	Good efficacy profile and cheap No or limited laboratory monitoring Widely available in FDCs	Most associated with lactic acidosis, lipoatrophy and peripheral neuropathy

Shall be available on case to case basis
** *Not supplied by NACO at present*

Note: D4T is no longer used in programme (except in exceptional circumstances) due to its long term, irreversible, and life threatening toxicities

Início do regime baseado em NVP

lead-in NVP dose for the first 2 weeks	Morning	Evening
	FDC: AZT or TDF + 3TC (one pill) + NVP (one pill)	FDC: AZT or TDF + 3TC (one pill)
Escalate to full NVP dose after 2 weeks	FDC: AZT + 3TC + NVP (one pill) or FDC: TDF + 3TC (one pill) + NVP (one pill)	FDC: AZT + 3TC + NVP (one pill) or FDC: TDF + 3TC (one pill) + NVP (one pill)

O período de entrada para a dosagem de NVP a 200 mg uma vez por dia durante as primeiras duas semanas produz níveis adequados de NVP. Devido à auto-indução enzimática, os níveis de NVP diminuem ao longo de duas semanas e é necessário um aumento da dose para 200 lances para manter níveis adequados. Começando com a dosagem completa de NVP sem um período de chumbo resulta numa concentração sérica muito elevada do medicamento e aumenta o risco de hepatotoxicidade e erupção cutânea. Se a NVP for reiniciada após mais de 14 dias de interrupção do tratamento (devido a qualquer razão, por exemplo, enzimas hepáticas elevadas), a dosagem de chumbo é novamente necessária. Os PIs não são recomendados no regime de primeira linha porque a sua utilização num regime de tratamento inicial exclui essencialmente as opções do regime de segunda linha.

Efavirenz (EFV) deve ser dada aos seguintes grupos de pessoas:

• Em PLHIV que recebe simultaneamente um regime anti-TB contendo rifampicina (ATT) durante a duração do tratamento anti-TB

• Em casos com provas clínicas ou laboratoriais de disfunção hepática, por exemplo, devido a hepatite B/C coinfecção ou outras causas

• Em doentes com efeitos secundários/toxicidade NVP significativos e nos quais a rechamada NVP não pode ser feita. Os doentes com um regime NVP que foram transferidos para EFV devido a tratamento com rifampicina contendo anti-TB devem ser transferidos de novo para NVP após a conclusão do tratamento de TB5 (a menos que existam outras contra-indicações para NVP).

• A mudança de EFV para NVP deve ser feita duas semanas após a conclusão do tratamento anti-TB.

• Neste cenário particular, a dose/período de chumbo não é necessária enquanto se passa de EFV para NVP (ou seja, deve começar imediatamente na dosagem de NVP proposta).

• Os pacientes devem ser monitorizados de perto quanto à toxicidade NVP (hepatotoxicidade), particularmente se a contagem de CD4 for >250 células/mm3, especialmente nas mulheres

Para as mulheres da faixa etária reprodutiva, o rastreio da gravidez deve ser realizado. Os testes de gravidez são essenciais se o EFV estiver a ser considerado para utilização. Para as mulheres em idade fértil e que tenham iniciado o rastreio de EFV, é necessário aconselhamento e apoio no uso consistente de contraceptivos

A EFV está contra-indicada em mulheres grávidas infectadas com VIH durante o primeiro trimestre de gravidez devido a preocupações de teratogenicidade 8.[12]

EFEITOS SECUNDÁRIOS E CAUSAS COMUNS

Time	Side-effects and toxicities	Common causes
Short term (the first few weeks)	Gastrointestinal toxicities, including nausea, vomiting, diarrhea, Anaemia and neutropenia	AZT, TDF, PIs
	Rash (Most rashes occur within the first 2-3 weeks.)	NVP, EFV, Abacavir PIs (rarely)
	Hepatotoxicity (More common in hepatitis B or C co-infection)	NVP, EFV, PIs
	Drowsiness, dizziness, confusion and vivid dreams (Normally self-resolving but can take weeks to months)	EFV

	Anaemia and neutropenia Sudden and acute bone marrow suppression can occur within the first weeks of therapy or present as a slow onset of progressive anaemia over months	AZT
Medium term (the first few months)	Hyperpigmentation of skin, nails and mucous membranes	AZT
	Lactic acidosis (More common after the first few months, most commonly associated with d4T)	d4T, ddI, AZT
	Peripheral neuropathy (More common after the first few months)	d4T, ddI
	Pancreatitis (Can occur at any time)	ddI
Long term (after 6–18 months)	Lipodystrophy and lipoatrophy	d4T, ddI, AZT, PIs
	Dyslipidaemia	d4T, EFV, PIs
	Diabetes	IDV
	Skin hair and nail abnormalities PIs,	especially IDV
	Renal Tubular Dysfunction	TDF
	Bone Mineral Toxicity	TDF

CONCLUSÃO:

As manifestações orais estão entre os primeiros e mais importantes indicadores da infecção pelo VIH, uma melhor compreensão destas manifestações tanto em adultos como em crianças é uma necessidade para todos os profissionais de saúde dentária. As condições orais observadas em associação com a doença VIH ainda são bastante prevalecentes e clinicamente significativas. Um exame minucioso da cavidade oral pode facilmente detectar a maioria das lesões comuns. O reconhecimento precoce, diagnóstico e tratamento das lesões orais associadas ao VIH podem reduzir a morbilidade. O diagnóstico precoce de bebés e crianças perinatalmente expostas permite a rápida instituição de terapia multi-droga, que parece ser mais eficaz quando instituída precocemente, e de terapia profiláctica para prevenir infecções oportunistas que ameaçam a vida. A compreensão da imunopatogenia da infecção pelo VIH é um pré-requisito importante para melhorar racionalmente as estratégias terapêuticas e desenvolver imunoterapêuticas e vacinas profilácticas. A prevenção, diagnóstico, tratamento e controlo destas manifestações orais devem fazer parte dos objectivos de todos os profissionais de saúde dentária.

REFERÊNCIAS

1. Chavan L B, History of HIV & AIDS. National Journal of Community Medicine Vol 2 Issue 3 Oct-Dez 2011 502-3

2. Peter A. Reichart, et al. AIDS e a cavidade oral . A virologia da infecção pelo VIH, origem etiológica, imunologia, precauções e observações clínicas em 110 pacientes. Int. J. Oral Maxillor Fac. Surg 1987, 16:129-153

3. Panicker C.K., Ananthanarayana R. Livro de texto de microbiologia 5th edição.

4. Charles Farthing. A SIDA uma visão histórica. Atlas atlas colorido da SIDA.

5. Gao F, Bailes E, Robertson DL, et al. (Fevereiro de 1999). "Origem do HIV-1 no chimpanzé Pan troglodytes troglodytes". Natureza 397(6718): 436-41.

6. Jens J. Pindborg. Epidemiologia e manifestações orais da infecção pelo VIH. Annuals of the Royal College of Surgeryons of England 1993: vol.75, 111-114.

7. Charles F. Gilks. O desafio clínico da epidemia do VIH no mundo em desenvolvimento. The Lancet vol.324, 1993, 1037-39.

8. Jacob Jhon T, George babu P et al. A epidemiologia da SIDA na região de Vellore, Sul da Índia. J. AIDS 1993, 7: 421-424.

9. Warner C. Greene. Mecanismos da doença e a biologia molecular da infecção pelo vírus da Imunodeficiência Humana tipo I. O Novo Eng. J. De Med. 1991, vol. 324, 5: 308-317.

10. Jens J. Pindborg, Peter A Riechart. Atlas da doença da cavidade oral na infecção pelo VIH, I[st] edição, 1995, 109-11

11. CDC. Monitorização de objectivos nacionais seleccionados de prevenção e cuidados contra o VIH, utilizando dados de vigilância do VIH - Estados Unidos e 6 áreas dependentes dos EUA - 2012. Relatório Suplementar de Vigilância do HIV 2014;19(No. 3).

12. Lakshman P. Samaranayake. Micoses orais na infecção por HIV.

13. Catharine Hester et al. Oral carriage of candida in healthy and HIV seropositive persons J:OS:OM:OP:1993, 76(5) 570-572.

14. L.R. Eversole. Infecções virais da cabeça e do pescoço entre doentes seropositivos do HIV . J.OS:OM:OP:1992,73:155-63.

15. Robbert J. Kansas et al. Oral Hairy Leukoplakia. Observações ultra estruturais. J.OS:OM:OP:1988,65:333-8

16. Deborah Greenspan, John Greenspan. Significado da leucoplasia peluda oral J.OS:OM:OP:1992,73:151-154.

17. Greenspan D et al. Tipos inusitados de HPV em verrugas orais em associação com o vírus HIV. J. Via Oral. 1988,17:482-487.

18. Anne Cale Jones, Cesar A. Miliorati et al. A ocorrência simultânea do vírus do herpes simples oral, citomegalovírus, e histoplasmose num doente infectado com VIH. J. OS:OM:OP,1992, 74:334-9.

19. Lozada F. Nur E Cataluna Costa. Respectivos resultados dos benefícios clínicos da resina de podophylum 25% sol em Leucoplasia Cabeluda J.:OS:OM:OP:1992, 73:555-558.

20. Zakrzewska J.M et al. Leukoplakia Oral Cabeluda num doente asmático seropositivo com esteróides sistémicos. J.OP:OM 1995, 24:282-84.

21. John T Grbic, Ira B. Lamster. Manifestação oral da infecção pelo VIH. AIDS patient care and STDs, 1997, vol.11, no.1

22. Joel B.Epstein, Christopher H. Sherlock et al. Manifestação oral da infecção pelo vírus cytomegalo. J.OS:OM:OP:1993,75:443-451.

23. Francina Lozada et al. Linfoma oral não Hodgkin em sete pacientes com Síndrome de

Imunodeficiência Adquirida. J.OS:OM:OP:1996, 82:173-8.

24. Ying-Taifin et al. presença do vírus do herpes humano como sequência de ADN no sarcoma de Kaposi oral. J.OS:OM:OP:1996,442-4.

25. Laurie A Mac Phail et al. Ulceras apthous recorrentes em associação com a infecção pelo VIH. J.OS:OM:OP:1992, 73:283-8.

26. Elise Bolski e Ronald J. Hunt. A prevalência de lesões orais associadas à SIDA numa coorte de doentes com hemofilia. J.OS:OM:OP 1988, 65:406-40.

27. Stephen R. Porter, Jane Luker. Manifestação oro facial de um grupo de doentes britânicos infectados com HIV-1. J. Oral.path.Med 1989, 18:47-48.

28. Stevan H. Thompson et al. Correlação da doença oral com o esquema de encenação de palhetas Walter para doentes seropositivos com VIH 1. J.:OS:OM:OP:1992,73:289-292.

29. Laskaris G., Hadjivassiou et al. Sinais e sintomas orais em 160 doentes gregos infectados pelo VIH. J. Patogénico oral. Med., 1992, 21(3): 120-123.

30. Michael Glick. Avaliação do prognóstico e da sobrevivência do doente infectado com VIH. J.OS:OM:OP:1992,74:386-392.

31. Velia Ramirez-Amador et al. descobertas orais em doentes mexicanos com SIDA com cancro. J.Oral.path.med. 1993,22:87-91.

32. Peter H.Itin, Stephen L.Hautenschlager. Manifestações orais no diagnóstico e gestão de doentes infectados com VIH. J. Am. Acad. Dermatol. 1993, 29 : 749-760.

33. David H Felix e David Wary. A prevalência da candidíase oral em indivíduos e dentistas infectados pelo VIH em Edimburgo. J.OP:OM 1993,22: 418-20.

34. Gad S. Heinic, David A. Stevens et al. Fluconazole resistant candida in AIDS patients. J. OS:OM:1993, 76:711-715.

35. Lamster J.B.,Begg M.D. et al. Manifestação oral da infecção pelo VIH em homens homossexuais e utilizadores de drogas intravenosas. Concepção do estudo e relação dos parâmetros epidemiológicos, clínicos e imunológicos com as lesões orais. J.OS:OM:OP:1994, 78(2):163-174.

36. Nielsen H. Bentsen K.D et al. Candidíase oral e imuno-estatuto de doentes infectados pelo VIH. J.Oral Path.Med.1994,23(3):140-143.

37. Amit Chattopadhyay et al. Incidência de candidíase oral e leucoplasia cabeluda oral em adultos infectados com VIH na Carolina do Norte. Oral Surg Oral Med Oral Pathol Oral Radiol Endod 2005;99:39-47

38. Sharma Gaurav, Pai M. Keerthilatha, Nagpal Archna. Prevalência de Manifestações Orais e a sua Associação com a Razão CD4/CD8 e Carga Viral do HIV no Sul da Índia. International Journal of Dentistry. 10.1155/2011/964278.

39. Emeka Innocent Nweze A, Ulu Lawrence Ogbonnaya. Candida oral isola entre os indivíduos infectados com VIH na Nigéria. Journal of Microbiology, Immunology and Infection (2011)44, 172e177

40. Poorandokht Davoodi, Mina Hamian, Reza Nourbaksh, Fatemeh Ahmadi Motamayel. Manifestações orais relacionadas com a contagem de linfócitos CD4 em doentes seropositivos. J Dent Res Dent Clin Dent

41.   Ashish S. Bodhade, Sindhu M. Ganvir, Vinay K. Hazarey. Manifestações orais da infecção pelo VIH e a sua correlação com a contagem de CD4. Journal of Oral Science, Vol. 53, No. 2, 203-211, 2011.

42.   Karuna Jindwani, Keshav Singh, Himanshu Dadlani. Um estudo das lesões orais entre os seropositivos num hospital de cuidados terciários. Investigação Biomédica 2013; 24 (1): 40-42

43.   Mithra N. Hegde, Nidarsh D. Hegde, Amit Malhotra Prevalência de lesões orais na população adulta infectada pelo VIH de Mangalore, Karnataka, Índia. Bio Discovery 2012; 4: 3; DOI: 10.7750

44.   Kosandal Kiran e Sujan Shetty . Manifestações orais e periodontais entre a população seropositiva no sul da Índia. International Journal of Basic and Applied Medical Sciences. 2013 Vol. 3 (1) Janeiro-Abril, pp.184-189.

45.   Lakshman Samaranayake. Microbiologia essencial para a Odontologia. Quarta edição. p 251-2

46.   Longo, Fauci, Kasper, Hauser, Jameson, Loscalzo. Harrison's Principles of Internal Medicine. 18th edição.

47.   Os princípios e a prática da medicina da 21ª edição da Davidson. P 386-7

48.   Crispian Scully, Lakshman Samaranayake et al. Clinical virology in Oral Medicine And Dentistry. Imprensa da Universidade de Cambridge - 1992, 260-314

49.   Classificação e critérios de diagnóstico de lesões orais na infecção pelo VIH (1993). EC Clearinghouse on Oral Problems Related to HIV Infection e WHO Collaborating Centre on Oral Manifestations of the Immunodeficiency Virus. J Oral Pathol Med 22: 289-291.

50.   Patton LL, Phelan JA, Ramos-Gomez FJ, Nittayananta W, Shiboski CH, et al (2002) Prevalência e classificação das lesões orais associadas ao VIH. Oral Dis 8: 98-109.

51.   Coogan MM, Greenspan J, Challacombe SJ (2005) Lesões orais em infecção com o vírus da Imunodeficiência Humana. Órgão Mundial de Saúde Bull 83: 700-706.

52.   Challacombe S (1991). Classificação revista das lesões orais associadas ao VIH. Br Dent J 170: 305-306.

53.   1993 Revisão do sistema de classificação da infecção pelo VIH e alargamento da definição de casos de vigilância da SIDA entre adolescentes e adultos. MMWR Recomendação Rep 1992; 41(RR- 17):1-19.

54.   www.cdc.gov.

55.   Dodd R, Kurt Roth W, Ashford P, Dax EM, Vyas G. Medicina transfusional e segurança. Biologicals 2009;37(2):62-70.

56.   Constantino NT, Saville RD, Dax EM. Retroviral testing and quality assurance: Essenciais para o diagnóstico laboratorial. Ann Arbor, MI: Malloy Publishers, 2005.

57. Denis P. Lynch. Candidíase oral - História, classificação, e apresentação clínica; Oral Surg Oral Med Oral Pathol 1994; 78: 189-93.

58.   Korting HC, Olleret M, Georgii A, Froschl M. Susceptibilidades in vitro e biótipos de Candida albicans isolados das cavidades orais de pacientes infectados com o vírus da imunodeficiência humana. J Clin Microbial 1989; 26: 2626-31.

59.   Losub S. Baniji M, Stone RK, Gromisch DS, Wasserman E. Candidose mucocutânea crónica na SIDA pediátrica. Int Conf AIDS, Montreal, 1989: Abstr TBP 265.

60.   Lifson AR, Hilton JF, Westenhouse JL, et al. Tempo desde a seroconversão à candidíase oral ou Leucoplasia cabeluda entre homossexuais e bissexuais inscritos em três possíveis coortes. AIDS 1994; 8:73-9.

61.   Rachana V Prabhu, Vishnudas Prabhu, Laxmikanth Chatra e Prashant Shenai Manifestações orais do VIH. J Trop Dis 2013, 1:3

62.   Agabian N, Miyasaki SH, Kohler G, White TC. Candidíase e infecção por VIH: Virulência como resposta adaptativa In: Greenspan JS, Greenspan D, eds. Manifestações orais da infecção por VIH. Anais do Segundo Workshop Internacional sobre as Manifestações Orais da Infecção pelo VIH. Carol Stream, IL: Quintessence, 1995, pg 8592.

63.   McCarthy GM. Factores hospedeiros associados à candidíase oral relacionada com o VIH. Oral Surg Oral Med Oral Pathol 1992; 73:181-6.

64.   SZ Imam N, Carpenter CCJ, Mayer KH, Fisher A, Stein M, Danforth SB. Padrão hierárquico das infecções por Candida da mucosa em mulheres seropositivas. Am J Med 1990; 89: 142-6.

65.   Cenci E, Romani L, Veccharelli A, Puccetti P, Bistoni F. Papel dos linfócitos L3T4+ na imunidade protectora à infecção sistémica por Candida albicans em ratos. Infect Immun 1989; 57:3581-7

66.   Torssander J, Morefeldt-Manson L, Biberfeld G, Karlsson A, Putkonen PO, Wasserman J. Oral Candida albicans in HIV infection. Scand J Infect Dis 1987; 19:2915.

67.   Sindrup JH, Weismann K, Petersen CS, et al. Alterações da pele e da mucosa oral em pacientes infectados com o vírus da Imuno-Deficiência Humana. Acta Derm Venereol (Stockh) 1988; 68:440-3.

68.   Wray et al. Alteração das respostas humorais à Candida na infecção pelo VIH. Br Dent J 1990; 168:326-9.

69.   Moniaci D et al. Epidemiologia, características clínicas e valor prognóstico das lesões orais relacionadas com o VIH-1. J Oral Pathol Med 1990; 19:477-81.

70.   Agabian N, Miyasaki SH, Kohler G, White TC. Candidíase e infecção por VIH: Virulência como resposta adaptativa In: Greenspan JS, Greenspan D, eds. Manifestações orais da infecção por VIH. Anais do Segundo Workshop Internacional sobre as Manifestações Orais da Infecção pelo VIH. Carol Stream, IL: Quintessence, 1995, pg 8592.

71.   Greenberg, Glick, Ship. Burket's oral medicine. 11th edição p- 79, 82

72.   Bendick C, Scheifele C, Reichart PA. Manifestações orais em 101 cambojanos com VIH e SIDA. J Oral Pathol Med. 2002;31:1-4.

73.   Samaranayake L.P. Candidíase oral e infecção pelo vírus da imunodeficiência humana; J Oral Pathol Med 1989: 18: 554-564.

74.   Jeffrey P. Harris. Michael H. Weisman. Manifestação da cabeça e pescoço da doença sistémica p 234-36

75.	Prabhu RV. Candidíase oral e infecção por HIV. Journal of Contemporary Medicine 2013;3(3): 237 - 244

76.	Greenspan D, Dodd CL, MacPhail LA, Encarnacion MJ, Greenspan JS. MOTS-Nistatina para o tratamento da candidíase oral na infecção pelo VIH. J Dent Res 1992; 71:112.

77.	Dewsnup DH, Stevens DA. Eficácia da anfotericina B (AB) oral (PO) em doentes com SIDA com tordo clinicamente resistente ao fluconazol (F). Sociedade Americana de Microbiologia. 1993 Atlanta. Geórgia.

78.	Pons V. Greenspan D. Debruin M. Terapia para a candidíase orofaríngea em doentes infectados com VIH: um estudo multicêntrico aleatório e prospectivo de fluconazol oral versus troços de coágulos. J Acquir Immune Defic Syndr 1993; 6:1311-6.

79.	De Wit S, Goossens H, Clumeck R. Dose única versus 7 dias de tratamento com fluconazol para candidíase oral em pacientes infectados com o vírus da imunodeficiência humana, um estudo piloto prospectivo e aleatório. J Infect Dis 1993; 168:1332-3.

80.	Blatchford NR. Tratamento da Candidose Oral com itraconazol: uma revisão. J Am Acad Dermatol.1990; 23:565-7.

81.	Mariappan Premanathan, Fathi Abdullah Amaar Shakurfow, Ahmad Ali Ismail, Mohamad Ayad Berfad, Adel Tawfik Ebrahim e Moussa Milad Awaj. Tratamento da candidíase oral (tordo) por Saccharomyces cerevisiae. International Journal of Medicine and Medical Sciences Vol. 3(3), pp. 83-86, Março de 2011)

82.	Denning DW. Echinocandin antifúngicos. Lancet 2003;362: 1142-51

83.	M. C. Teichert, BA et al Tratamento da candidíase oral com terapia fotodinâmica mediada por azul de metileno, num modelo de murino imunodeficiente. (Oral Surg Oral Med Oral Pathol Oral Radiol Endod 2002;93:155-60

84.	Greenspan JS, Greenspan D. Leucoplasia cabeluda oral: diagnóstico e gestão.
Oral Surg Oral Med Oral Pathol 1989; 67:396-403

85.	Livro de Texto de Microbiologia - Ananthanarayan And Paniker 7th edition

86.	Bajpai S, Pazare AR. Manifestação oral do VIH. Contemp Clin Dent 2010; 1:1-5

87.	Dennis M. Walling et al. Efeito da Replicação do Vírus Epstein-Barr nas Células de Langerhans na Patogénese da Leucoplasia Oral Cabeluda. The Journal of Infectious Diseases 2004; 189:1656-63.

88.	Lindsey M. Hutt-Fletcher1 Vírus Epstein-Barr que se reproduz em células epiteliais. | PNAS | 18 de Novembro de 2014 ;vol. 111, no. 46. 16242-16243.

89.	J. Beckeret et al. A expressão de proteínas codificadas por genes trans-activadores do vírus Epstein-Barr depende da diferenciação das células epiteliais na leucoplasia pilosa oral. Proc. Nati. Acad. Sci. USA Vol. 88, pp. 8332-8336, Outubro de 1991 .

90.	Moura MD, Haddad JP, Senna MI, Ferreira Ferreira E, Mesquita RA. Um novo protocolo de tratamento tópico para a Leucoplasia Cabeluda Oral. Oral Surg Oral Med Oral Pathol Oral Radiol Endod 2010;

110: 611-617

91.   Dimitris Triantos, Stephen R. Porter, Crispian Scully, e Chong Gee Teo. Leucoplasia Cabeluda Oral: Características Clinicopatológicas, Patogénese, Diagnóstico, e Significado Clínico. Doenças Infecciosas Clínicas 1997;25:1392-6

92.   Resnick L, Herbst JS, Ablashi DV, eet al. Regressão da leucoplasia pilosa oral após terapia de aciclovir administrada oralmente. *JAMA*. Jan 15 1988;259(3):384-8

93.   Bhandarkar SS, MacKelfresh J, Fried L, Arbiser JL. Terapia orientada da leucoplasia cabeluda oral com gentiana violeta. J Am Acad Dermatol 2008; 58: 711-712

94.   SchZofer H, Ochsendorf FR, Helm EB, Milbradt R. Tratamento da leucoplasia 'peluda' oral em doentes com SIDA com ácido de vitamina A (topicamente) ou aciclovir (sistemicamente). Dermatologica 1987; 174: 150-151

95.   Gowdey G, Lee RK, Carpenter WM. Tratamento da leucoplasia capilar relacionada com o VIH com solução a 25% de resina de podophyllum. Oral Surg Oral Med Oral Pathol Oral Radiol Endod 1995; 79: 64-67

96.   Ficarra G, Barone R, Gaglioti D, Milo D, Riccardi R, Romagnoli P, Zorn M. Leucoplasia pilosa oral entre os toxicodependentes seropositivos: um estudo clinicopatológico e ultra-estrutural. Oral Surg Oral Med Oral Pathol 1988; 65: 421-426

97.   Mariela Dutra Gontijo Moura. Um novo protocolo de tratamento tópico para a leucoplasia cabeluda oral. Oral Surg Oral Med Oral Pathol Oral Radiol Endod 2010;110:611-617.

98.   Goh BT, Lau RK. Tratamento da leucoplasia cabeluda oral associada à SIDA com crioterapia. *Int J DST SIDA*. Jan-Fev 1994;5(1):60-2

99.   Karen Antman , M.D., Yuan Chang, M.D. sarcoma de Kaposi - Artigo de revisão. Progresso médico. 2000;342-14

100.   Regezi JA, MacPhail LA, Daniels TE, Desouza YG, Greenspan JS, Greenspan D. Vírus da imunodeficiência humana associado ao sarcoma de Kaposi oral. Uma população celular heterogénea dominada por células endoteliais em forma de fuso. Am J Pathol 1993;143:240-9.

101.   Evangelou E, Kyzas PA, Trikalinos TA. Comparação da precisão diagnóstica dos marcadores linfáticos do endotélio: Abordagem Bayesiana. Mod Pathol 2005;18:1490-7.

102.   Cancer Research UK; Fox chase Cancer Center; PubMed Health

103.   Friedman-Kien AE, Laubenstein L, Marmor M, et al. Kaposis sarcoma e Pneumocystis pneumonia entre homens homossexuais N Nova Iorque e Califórnia. MMWR Morb Mortal Wkly Rep 1981;30:305-8.

104.   Krown SE, Metroka C, Wemz JC. O sarcoma de Kaposi na síndrome de imunodeficiência adquirida: uma proposta de avaliação uniforme, resposta, e critérios de estadiamento. Comité de Oncologia do Grupo de Ensaios Clínicos da SIDA. *J Clin Oncol*. 1989;7:1201-1207.

105.   Lager I, Altini M, Coleman H, Ali H. Sarcoma de Kaposi oral: um estudo clinicopatológico da África do Sul. Oral Surg Oral Med Oral Pathol Oral Radiol Endod 2003;96:701-10

106.   Mahnaz Fatahzadeh. Kaposi sarcoma: revisão e actualização da gestão médica. Oral Surg Oral Med Oral Pathol Oral Radiol 2012;113:2-16

107.   Glesby MJ, Hoover DR, Weng S, Graham NM, Phair JP, Detels R, et al. Utilização de medicamentos anti-herpes e o risco de sarcoma de Kaposi: dados do Estudo multicêntrico sobre a SIDA Cohort. J Infect Dis 1996;173:1477-80.

108.   Cianfrocca M, Cooley TP, Lee JY, Rudek MA, Scadden DT, Ratner L, et al. Inibidor de metaloproteinase COL-3 Matrix no tratamento do sarcoma de Kaposi relacionado com a SIDA: um estudo de consórcio de fase I da malignidade da SIDA. J Clin Oncol 2002;20:153-9.

109.   Krown SE. Gestão do sarcoma de Kaposi: o papel do interferão e da talidomida. Curr Opinião Oncol 2001;13:374-81.

110.   Stewart S, Jablonowski H, Goebel FD, et al. Ensaio comparativo aleatório de doxorrubicina peguilada lipossómica versus bleomicina e vincristina no tratamento do sarcoma de Kaposi relacionado com a SIDA. Grupo Internacional de Estudo da Doxorubicina Peguilada Lipossomal. *J Clin Oncol.* 1998;16:683-691.

111.   David A. Sirois, D.M.D., PH.D. Manifestações orais da doença HIV. Outubro/novembro de 1998 números 5 & 6 volume 65:322-332.

112.   Murray PA, Grassi M, Winkler JR (1989). A microbiologia das lesões periodontais associadas ao VIH. J Clin Periodontol 16: 636-642.

113.   Lamster IB, Grbic JT, Bucklan RS, Mitchell-Lewis D, Reynolds HS, Zambon JJ (1997). Epidemiologia e diagnóstico de doenças periodontais associadas ao VIH. Disl. oral 1: S141-S148.

114.   Alpagot T, Font K, Lee A (2003). Avaliação longitudinal dos níveis gama IFN da GCF e do estado periodontal em doentes com VIH+. J Clin Periodontol 30: 944-948

115.   Leibur E, Tuhkanen A, Pintson U, So" der PO (1999). Os níveis de prostaglandina E2 no plasma sanguíneo e no fluido crevicular de pacientes com periodontite avançada antes e depois da terapia cirúrgica. Oral Dis 5: 223-228.

116.   Xie H, Belogortseva NI, Wu J, Lai WH, Chen CH (2006). Inibição do vírus da imunodeficiência humana tipo 1 por um domínio de ligação de Porphyromonas gingivalis gingipain. Agentes Antimicrobianos Chemother 50: 3070-3074.

117.   Levy JA, Greenspan D (1988). HIV na saliva. Lanceta 2: 1248

118.   Van Kooyk Y, Engering A, Lekkerkerker AN, Ludwig IS, Geijtenbeek TB (2004). Os agentes patogénicos utilizam hidratos de carbono para escapar à imunidade induzida pelas células dendríticas. Curr Opinião Immunol 16: 488-493.

119.   Jotwani R, Muthukuru M, Cutler CW (2004). Aumento dos receptores / coreceptores / alfa-defensinas do HIV na gengiva humana inflamada. J Dent Res 83: 371-377.

120.   Folayan M.O.The Journal Of Contemporary Dental Practice, Volume 5, No.3 15 de Agosto de 2004, p 1-6.

94.   Newman, Takei, Klokkevold, Carranza. Periodontologia clínica. 10th Edição.

95.   Proctor DB, Baker CG. Tratamento da gengivite ulcerosa necrotizante aguda com Metronidazole J de Can Dent Assoc 1971;37:376-380.

96.   Neville, Dam, Allen, Bouquet 3 rd edition, Oral And Maxillofacial Pathology,595- 8

97.   Bruce D. Cheson, et al. Recomendações para Avaliação Inicial, Encenação e Avaliação de Resposta do Linfoma de Hodgkin e Não-Hodgkin: A Classificação de Lugano 10.1200/JCO.2013.54.8800)

98.   Directrizes de Prática Clínica da NCCN em Oncology™. Linfomas não-Hodgkin's.v3.2012.

99.   Miller TP, Dahlberg S, Cassady JR, et al. Quimioterapia apenas em comparação com quimioterapia mais radioterapia para linfoma não Hodgkin localizado intermédio e de alta qualidade.N Engl J Med. 1998;339:21-26.

100.   Linfoma não-Hodgkin. The Leukemia & Lymphoma Society p18, 36-8 2013

101.   Directrizes de terapia anti-retroviral para adultos e adolescentes infectados pelo VIH podem 2013. Departamento de controlo da SIDA. Organização nacional de controlo da SIDA. Ministério da Saúde e do Bem-Estar Familiar. Governo da Índia.

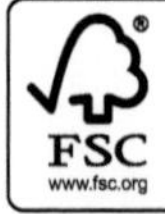

Printed by Books on Demand GmbH, Norderstedt / Germany